Silvio Hellemann

Funklos glücklich!

Wie wir unerwünschten Strahlungen ein Schnippchen schlagen

Spirit Rainbow Verlag

Erstausgabe September 2007
© 2007 by Silvio Hellemann
ISBN 978-3-937568-92-8

Alle Rechte beim Autor.
Nachdruck – auch auszugsweise – nicht gestattet.
Der Verlag übernimmt keine Haftung für den Inhalt des Buches.

Coverbild: Caroline Eßer
Herstellung: Books on Demand GmbH, Norderstedt

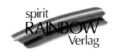

Spirit Rainbow Verlag • Gudrun Anders
Ferberberg 11 • 52070 Aachen
Tel 0241 - 70 14 721 • Fax 0241 - 446 566 8
Email: info@spirit-rainbow-verlag.net
www.spirit-rainbow-verlag.net

„Der Tag rückt rasch heran, an dem es zugestanden wird, daß Kräfte, die wir kennen, bloß die phänomenalen Offenbarungen von Wirklichkeiten sind, von denen wir nichts wissen, die aber den Alten bekannt und von ihnen verehrt waren."

William Grove (1811-1896), englischer Wissenschaftler

Widmung

Als Humanist und Autor stehe ich mit staatlich aufoktroyierten Schreib„reformen", welche derart erbärmlich dahingestümpert sind, daß sogleich erneut Reformbedarf besteht, auf Kriegsfuß. Spätestens seitdem die Orthographie mehrmals hin und her geändert wurde, haben wir uns als Kulturnation endgültig aus der Geschichte verabschiedet, denn niemand schreibt mehr korrekt. Ich widme dieses Buch deshalb der deutschen Sprache, wie Johann Wolfgang Goethe und Wilhelm von Humboldt,[1] die sich ebenfalls vehement gegen diesen Quatsch gestemmt hätten, sie liebten.

Danksagung

Ich möchte mich ganz herzlich bei allen bedanken, die zu diesem Buch beigetragen haben! Insbesondere sind hier der Verlag Spirit Rainbow und meine Mutter für tapferes Korrekturlesen zu nennen. Und natürlich danke ich ganz besonders meinen vielen Lesern und Kunden, ohne die meine bisherigen Bücher sinn- und gegenstandslos wären. Wenn es Ihnen gefallen hat, so würde ich mich sehr freuen, wenn sie es weiterempfehlen, denn diese Informationen können Lebensqualität retten. Bei Fragen und konstruktiver Kritik können Sie mich gern jederzeit kontaktieren (Adresse siehe Anhang).

Rechtlicher Hinweis in eigener Sache

Alle Aussagen in diesem Buch basieren auf eigenen praktischen Erfahrungen und Erkenntnissen des Autors und geben seinen aktuellen Wissensstand bei der Veröffentlichung der vorliegenden Ausgabe wieder. Sie ist dazu bestimmt, Informationen in Bezug auf alternative Methoden der Gesundheitsvorsorge zu vermitteln. Bei eventuell entstandenem Verlust oder Schaden, der direkt oder indirekt durch die in diesem Buch enthaltene Information, Beispiele etc. verursacht wäre, sind weder Autor noch Verlag noch Vertrieb einer dritten Person gegenüber schadenersatzpflichtig oder verantwortlich. Bei vielen alternativ-medizinischen Methoden ist die Wirksamkeit nach wissenschaftlichen Kriterien bis heute nicht zu beweisen. Wer sie bzw. die erwähnten Geräte der Fa. Weber-Bio anwendet, tut dies deshalb ausschließlich in eigener Verantwortung. Wir betonen hiermit, daß wir keine Heilwirkungen versprechen. Eine Haftung des Autors bzw. des Verlages und seiner Beauftragten für Personen-, Sach- und Vermögensschäden u. ä. ist deshalb ausdrücklich und ein für alle Mal ausgeschlossen. Die hier beschriebenen Verfahren sind nicht als Ersatz für eine professionelle medizinische Behandlung bei gesundheitlichen Beschwerden zu verstehen, sondern als ergänzende Maßnahmen. Bestehende Behandlungen bei Ärzten/Heilpraktikern dürfen ohne Rücksprache mit ihnen weder ausgesetzt noch einfach abgebrochen werden.

Inhalt

Widmung 4
Danksagung 4
Rechtlicher Hinweis in eigener Sache.......................... 5

Vorwort eines (mit) (Leid-)Geprüften 8

Ausgemachte Probleme – Terrestrische Strahlungen 13
Erdstrahlung, der zeitlose Klassiker 13
Zu Risiken und Nebenwirkungen von Wasseradern 21
Wer suchet, der findet: Von Erdverwerfungen und -brüchen 27
Linear gedacht – Globalgitter, Netze und atomare Kuben 30
Geomantie, die hohe Kunst, Erdkräfte zu nutzen 36

Hausgemachte Probleme – Technische Strahlungen 47
Von der Wiege bis zur Bahre – Elektrosmog von allen Seiten .. 47
Ist Strom immer gleich Strom? 52
Wechselstrom, und schon ist alles im Fluß 56
Wellensalat pur – Wie man uns gezielt heim funkt! 63
Häusliche Probleme dank digitaler Dauerbrenner 70

Ursachen und Wechselwirkungen 77
Göttin oder Müllkippe? 77
Feind erkannt, Gefahr gebannt: Watt Volt ihr? 83
Entstört, neutralisiert und phasenverschoben 92

Die Matrix der Schöpfung 99
Innen hui, außen pfui oder Wissen ist Macht 99
Geheime Harmonien – Von Zahlen und Intervallen 109

Wie oben so unten: Die Heilige Geometrie 118
Beam me up:
    ungesunden Strahlungen ein Schnippchen schlagen 130

Kontakt zum Autor 139
Hagalis-Vergleichsstudie:
      Strahlungseinflüsse von Mobiltelefonen 141
Literatur- und Quellverweise... 145
Web-Adressen... 157
Fußnoten und Anmerkungen 158
Weber-Bio-Energie-Systeme & Umwelt-Technologien 169

Aus unserem Verlagsprogramm 170

Vorwort eines (mit) (Leid-)Geprüften

"Die Medizinmänner verewigen das Krankheitselend der Menschheit, weil die Symptombekämpfung fast immer das Grundleiden verschlimmert und zur Ursache neuer Krankheiten wird. Sie betrachten die Krankheit als eine isolierte Erscheinung, die Ursache und Sitz im menschlichen Körper hat, und verstehen nicht, daß ihre Wurzeln in der gesamten Umwelt, in Luft, Wasser und Boden gesucht, daß der Tod in der Technik, in der Chemie, in der Profitgier, im Geltungswahn, im Fortschritt, im Lebensstandard bekämpft werden muß. Jede Krankheit ist nur die Folge eines Fehlers in der Lebensweise."

Gustav Schwab, Schriftsteller[2]

Tja, manchmal muß man im Leben seinen intellektuellen Horizont deutlich erweitern und über den allseits beliebten Tellerrand hinaus sehen, um die Ursache für die eigenen Probleme zu finden. Das ist natürlich nicht so leicht wie es klingt, denn zumeist ist dem davon Betroffenen die Beschränktheit seiner Weltsicht ja nicht klar. Wenn jemand die Welt für eine Scheibe hält, wird schnell aus einer Untertasse ein UFO, die Dinge geraten aus den Proportionen, nichts paßt logisch zusammen. Hier bietet sich natürlich der Aus- und Fluchtweg, an seinem zementierten Weltbild festzuhalten und es vehement zu verteidigen, statt die Erkenntnis der eigenen begrenzten Einsicht in die größeren Zusammenhänge zu erfahren. Leider kann so kein Aha-Erlebnis auftauchen, das in sich den Ansatz zur Problemlösung trägt. Mit anderen Worten: Hilfe bei Schwierigkeiten gibt es immer, aber man muß sich schon auf sie einlassen, statt zu jammern, wie übel alles allgemein und im Besonderen sei.

Ich spreche hier aus ureigner leidvoller Erfahrung, denn ich litt bereits unter Allergien, als die der Öffentlichkeit noch völlig unbekannt waren. Später kam eine chronische Müdigkeit und Konzentrationsschwäche hinzu, die mich daran hinderte, dem Schulunterricht die

Aufmerksamkeit zu zollen, welche er manchmal durchaus verdient haben mag. Aber eine daraus resultierende mittelbare und -mäßige Benotung nervte mich weniger als die bei jedem Pollenflug von tränenden Augen und ewig juckendem Hals begleiteten Niesattacken. Erst sehr viel später im Leben sollte ich endlich herausfinden, daß mein Bett jahrzehntelang über einer Wasserader gestanden hatte, und daß hier durchaus Querverbindungen zu meinen gesundheitlichen Problemen bestanden. Ich erfuhr auch, daß ich Glück im Unglück gehabt hatte, denn vielen davon ähnlich Bertoffenen ergeht es zumeist deutlich schlechter. Doch bis es soweit war, litt ich geduldig jeden Frühlingsanfang vor mich hin und gewann im Vergleich zu körperlich kräftiger gestellten Mitmenschen die Auffassung, ich sei ein genetisches Wrack. So eine Art physiologischer Pechvogel, der von einem ungerechten Gott von vorne herein konstitutionell schlechter gestellt worden war. Warum auch immer.

Irgendwann kamen nach Jahren weitere gesundheitliche Beschwerden hinzu, die wiederum alle der sanktionierten Medizin spotteten. Die Allergien erweiterten sich vom Heuschnupfen zum allergischen Asthma, und ich hatte regelmäßig ein bösartiges Nasenbluten, Schwindel und andere Malaisen, die niemand kurieren konnte. Man gab mir viele bunte und vor allem teure verschreibungspflichtige Pillen, aber außer Nebenwirkungen wollte sich nichts den Seligpreisungen des Beipackzettels Entsprechendes einstellen. Glücklicherweise hatte ich mittlerweile genügend Einsicht in die zweckoptimistischen Zusammenhänge unserer Epoche gewonnen, um mich nicht mehr mit irgendwelchen Pseudogründen und Vertröstungen zufrieden zu geben. Heilung ist prinzipiell immer möglich, alles andere ist eine verdammte Lüge. Wie kann es „unheilbare Krankheiten" geben, wenn zumindest ein einziger Mensch die seine überlebt hat? Manche Erkrankung mag durchaus deutlich schwerer zu kurieren sein als andere, aber wenn es nur ein Mal gelang, davon zu gesunden, mußte es auch ein zweites Mal möglich sein, das ist reine unerbittliche Logik.

Vorwort eines (mit) (Leid-)Geprüften

Ich begann mich mit den so genannten „alternativen Heilweisen" zu beschäftigen. Das Erste, was ich dabei feststellte war, daß sie alles andere als „alternativ" waren, im Gegenteil: Sie waren uralte Erkenntnisse, die durch viele Jahrhunderte erfahrungswissenschaftlich gewonnen worden waren, um leider Ende des 19. Jahrhunderts von der aufstrebenden „Schulmedizin" im Verbund mit der Pharmazie solange zur Seite gebügelt zu werden, bis sie schließlich den obskuren Status einer „Außenseitermedizin" verpaßt bekam. Sollten sich wirklich all die Ärzte der letzen Jahrtausende so massiv getäuscht haben? Wieso lebte dann überhaupt noch jemand? Wie konnte es sein, daß bereits in der Antike bestens bekannt war, daß „der Tod im Darm sitzt",[3] wenn unsere zeitgenössische Medizin Pillen gegen Verstopfung oder Durchfall verschreibt, deren Liste an Nebenwirkungen länger ist, als die Aufzählung der zu erwartenden Vorzüge? Sollte man nicht vielleicht zuerst besser eine Bestimmung der Darmflora vornehmen, statt alles nachweislich zum Leben Benötigte mit dem Unerwünschten „anti-biotisch"[4] auszumerzen?

Nachdem ich mich tiefer in dieses spannende Gebiet eingearbeitet hatte, besuchte ich jahrelang viele Seminare, die eine riesige Breite der mich interessierenden Themen behandelten. Irgendwann kam der Punkt, wo mich gar nicht mehr so sehr die Theorie für eine Heilung interessierte, solange bloß die Gesundheit wieder hergestellt wurde. Was nützte es denn auch, wenn ich bis ins letzte Detail haarklein wußte, warum ich krank war und dennoch nicht wieder gesund wurde? Besser und vor allem pragmatischer war es zweifellos, erst mal wieder Spaß am Leben zu gewinnen, dann ließ sich immer noch nächtelang diskutieren, welcher Faktor unter anderem zur Genesung beigetragen haben mochte.[5]

Auf diesem Weg kam ich zum meinem Beruf, den ich längst als Berufung begreife, da es nichts Schöneres (außer Bücher schreiben) für mich gibt: Ich wurde Geo- und Baubiologe. Und hier fand ich endlich die vielfältigen Ursachen hinter meinen jahrelangen gesundheitlichen Problemen heraus, denn ich konnte mein Elternhaus in aller Ruhe untersuchen. Es stand auf einer Reihe geologischer Reizzonen, und in meinem Schlafzimmer entdeckte ich zusätzlich exorbitante technische Felder, die von einem Starkstromkabel der angrenzenden (und seit Jahren unbenutzten) Küche stammten. Im Lichte meiner neuen Erkenntnisse verschob ich mein Bett, schaltet das stromführende Kabel weg und konnte genüßlich zusehen, wie sich die meisten meiner jahrzehntelangen gesundheitlichen Probleme langsam verabschiedeten.

Aus diesen vielen Erfahrungen heraus ist auf Wunsch vieler Seminarteilnehmer das vorliegende Sachbuch entstanden. Selbstverständlich ersetzt die Lektüre keinesfalls eine kompetente medizinische Behandlung beziehungsweise klassische Diagnose. Es sollte auch nicht als Rat zum Abbruch einer bereits bestehenden Therapie verstanden werden. Das kann und will dieses Buch nicht leisten. Ich lege aber Wert auf die Feststellung, daß viele der empfohlenen Möglichkeiten von mir und anderen erfolgreich angewandt wurden und auch noch werden. Es lohnt sich auf jeden Fall, den beschriebenen Fakten nachzuspüren und sie je nachdem energisch zu eliminieren, denn wer weiß: Vielleicht ist die hauptsächliche Ursache aller unserer Probleme dabei? Was haben wir denn schon zu verlieren, wenn wir eigentlich (fast) alles zu gewinnen haben? Die Antwort lautet schlicht: nichts!

Ausgemachte Probleme – Terrestrische Strahlungen

Erdstrahlung, der zeitlose Klassiker

„Die größte Zahl der Menschen stirbt keines natürlichen Todes, sondern mordet sich selbst durch eine verkehrte Lebensweise."

<small>Lucius Annaeus Seneca (4 v. Chr. - 65 n. Chr.), römischer Philosoph und Schriftsteller</small>

In den „guten alten Zeiten" setzte man ein paar Ameisenhaufen auf ein potentielles Grundstück, bevor man es erwarb. Blieben die emsigen Krabbler, so kaufte man es besser nicht, zumindest nicht als teures Bauland. Denn diese durchorganisierten Insekten haben einen ganz gewaltigen Vorsprung vor uns: Sie folgen als Strahlensucher noch ihrem untrüglichen Instinkt. Es war bis kurz nach dem ersten Weltkrieg[6] noch anerkanntes Wissen, daß da, wo Ameisenstraßen verlaufen, eine krankmachende tektonische Reizzone nicht weit sein kann. Das ist übrigens auch der Grund, warum die Tierchen nach ihrer Entfernung immer wieder demselben Verlauf den Vorrang geben. Sie können einfach nicht ohne.

Aber unsere Vorfahren kannten sich auch sonst prächtig in ihrer Umwelt aus, schließlich hing ihr Überleben ganz direkt von einer profunden Kenntnis der „bedrohlichen" Natur ab. So beobachteten sie auch Bäume, Hecken, Kräuter und vieles mehr, um einen Blick in die energetischen Verhältnisse des Untergrundes zu werfen. Und, sollte jemand es denn genauer wissen wollen, schnitt er sich an der nächsten Weide eine Rute ab und ging damit auf Wassersuche. Das machte auch Sinn, denn dieser Baum liebt es am und über Wasser zu stehen, sein Holz ist also für derartige Arbeit besonders gut geeignet.

So nebenher erklärt sich jetzt auch das recht bekannte Sprichwort, warum man auf dem platten Land bei heftigem Gewitter „Buchen suchen, bei Eichen aber weichen" solle. Letztere stehen mit ihren Pfahlwurzeln nämlich ebenfalls bevorzugt über unterirdischen Wasserführungen, deren energetischen Qualitäten sie ihre Kraft verdanken, und dienen so wundervoll als Blitzableiter. Wie gut Wasser Elektrizität anzieht, läßt sich öfters mal an den wiederholten Einschlägen im selben „Blitzbaum" ablesen, während seine holzigen Nachbarn stets verschont blieben. Doch Vorsicht: Diese Aussage gilt nur für Bäume, die sich selbst gepflanzt haben![7] Natürlich stehen auch Buchen und andere „Strahlenflüchter" manchmal über Wasseradern, wo sie allerdings sichtbar schlechter gedeihen.

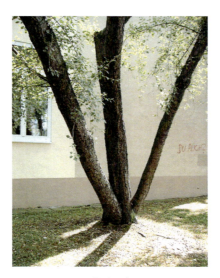

Zwiesel

Solch ungünstiger Standort läßt sich dann oft zusätzlich an einem
„Fluchtwuchs" erkennen, mit dem zum Beispiel ein Apfelbaum
einer terrestrischen Strahlung auszuweichen versucht.[8] Falls ihm
das nicht so richtig gelingt, kommt es regelmäßig zu Verdrehungen
des Stamms im Uhrzeigersinn, beziehungsweise entgegen ihn.[9]
Auch gabeln sich manche Bäume bereits am Boden, also so früh,
daß es keine Äste, sondern schon eher zwei verschiedene Gewächse
(„Zwiesel") sind. Schon daran läßt sich mühelos ablesen, welchen
bestimmenden Einfluß diese „unbekannten" Naturkräfte über einen
gewissen Zeitraum auf organisches Leben nehmen können.

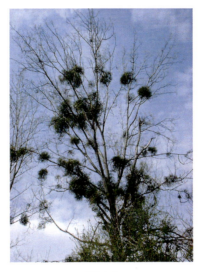

Mistel

Doch nicht nur Bäume suchen die für ihr Wachstum förderliche
Strahlung, beziehungsweise meiden sie. Es gibt jede Menge von
Gräsern, Kräutern und anderen Pflanzen, die es ihnen nachmachen.
Efeu zum Beispiel ist ein echter Wasserliebhaber. Deshalb finden wir
es zumeist an Bäumen oder Hausmauern, die über oder im Bereich

von Wasseradern stehen. So erklärt es sich auch warum Efeu über eine ganze Reihe von Bäumen hinwegziehen kann, um dazwischen ein paar auszulassen: terrestrische Strahlung.[10] Pflanzen haben im Bezug zur natürlichen Umwelt also mehr praktische Intelligenz, als „die Krone der Schöpfung", welche ihre Ignoranz (und Arroganz) oft mit Krankheit bezahlt.

Auch Misteln kennen sich im Leben bestens aus und haben längst verstanden, was die Quantenphysik mittlerweile postuliert: „Alles ist Energie", also Strahlung. Und deren Qualität ist (lebens)entscheidend für das biologische Wohlergehen. Mistelgewächse machen daher nicht wie früher allgemein angenommen die Bäume krank, sondern leben als Strahlensucher mit ihnen in Symbiose, eben weil die nicht gesund sind. Da sie so krebskranken Bäumen anhaltend ein Überleben ermöglichen, wurde natürlich auch die Naturmedizin darauf aufmerksam und setzt heute unter anderem bei Karzinomerkrankungen Mistelextrakte ein. Die alten Druiden zur Zeit Julius Cäsars (100-44 v. Chr.) schienen dank ihrer ausgezeichneten Pflanzenkenntnisse auch schon Ähnliches gewußt zu haben, galt ihnen doch die Mistel stets als ganz besonders heilig.

Es gibt selbstverständlich sehr viel mehr Beispiele, die jeder für sich selbst beobachten kann, wenn er genaue Kenntnis von „Strahlensuchern" und „-flüchtern" hat. Ich habe hier zum besseren Verständnis eine Liste zusammengestellt und beginne mit den bekanntesten Suchern:

- **Bienen:** Besonders vital und kräftig, wenn Stöcke auf Störzonen. Imker nutzen sie deshalb ganz bewußt. Wo Bienen gedeihen, ist für Menschen kein guter Schlafplatz.
- **Forstschädlinge:** Aspenbock, Bastkäfer, Blattroller, Borkenkäfer, Fichtenbock, Hausbock, Laubholzprachtkäfer, Maikäfer-Engerling, Pappelbock, Prachtkäfer, Rüßler, Splintkäfer, Scheibenbock, Trotzkopf, Würger, Zangenbock etc. bevorzugen gestörte Standorte, vor allem Klüfte und Verwerfungen.

- **Hornissen** und **Wespen** bauen ihre Nester über geopathologischen Zonen.
- **Katzen:** Einzige Haustiere, die bevorzugt Reizzonen suchen, möglichst sogar Kreuzungen von Wasseradern, Verwerfungen und Gitterstreifen. Wo die Katze gerne liegt, sollte man nicht schlafen.
- **Mücken:** Tanzende Mückensäulen über gestörtem Standort. Nach den Säulen kann man sogar Karten mit Störungsverlauf zeichnen.

- **Bäume:** Eiche, Erle, Esche, Fichte, Kastanie, Lärche, Robinie, Tanne, Weide etc.
- **Sträucher:** Hasel, Holunder, Sanddorn, Spindelstrauch etc.
- **Heilpflanzen:** Adlerfarn, Beifuß, Bockshornklee, Brechnuß, Brennessel, Dost, Eisenkraut, Erz-Engelwurz, Farn, Fieberklee, Fingerhut, Gnadenkraut, Mädesüß, Meisterwurz, Mistel, Kalmus, Seerose, Mohn, Pestwurz, Pilze, Sanikel, Schierling, Stechpalme, Tollkirsche, Wolfstrapp etc.

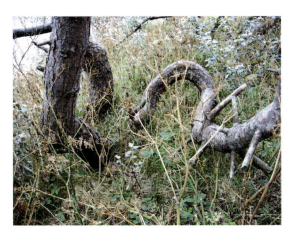

Fluchtwuchs

Wie wertvoll und auch lebenskonform diese „natürlichen" Kenntnisse sind, zeigen uns die Nomaden der inneren Mongolei. Sie senden auch heute noch ihre Esel und Kamele zu der als Nachtlager bestimmten Stelle voraus, um so die besten Schlafplätze zu lokalisieren. Und, wie uns ein gezielter Blick auf eine repräsentative Auswahl der Strahlenflüchter zeigt, tun sie verdammt gut daran:

- **Hoch- und Rehwild** meidet Reizzonen und verweilt nie längere Zeit darauf. Jedoch die Wildwechsel orientieren sich an Reizzonen.
- **Hühner:** Augenentzündungen, Unruhe, Abneigung gegen Stall, Eierlegen im Freien, hohe Disposition für Infektionen etc.
- **Hunde:** Abmagern, schlechter Appetit, Haarverluste, Kraftlosigkeit, Neigung zu Hüftgelenkschwäche, Arthrose, Infektionen etc.
- **Kühe:** schlechter Milchertrag, Euterentzündungen, Verkalken, hoher Futterverbrauch, hohe Infektanfälligkeit etc.
- **Pferde:** Scharren, Verwerfen, Rheumatismus, Dämpfigkeit, hohe Infektanfälligkeit etc.
- **Schweine:** Schlechtes Gedeihen, Gewichtsabnahme, Fortpflanzungsstörungen, Jugendfraß bei Sauen, Ferkelsterblichkeit, Infektionskrankheiten etc.
- **Störche** und **Schwalben** bauen ihre Nester niemals über Störzonen. Wo Schwalben nisten schlägt kein Blitz ein, und dort ist deshalb der ideale Schlafplatz.
- **Tauben** nisten niemals auf Reizzonen.
- **Vögel:** Nahrungsverweigerung, Unbeweglichkeit, Federlassen, Infektionsanfälligkeit etc.
- **Weitere:** Biber, Esel, Kamele, Kaninchen, Lemminge, Luchse, Mäuse, Marder, Meerschweinchen, Ratten, Rinder, Schafe, Schnecken, Siebenschläfer, Wiesel etc.

- **Blumen:** Aster, Azalee, Begonie, Chrysantheme, Geranie, Nelke, Primel, Rose, Rudbeckie, Sonnenblume, Veilchen etc.
- **Gemüse:** alle bekannten Sorten wie z. B. Bohne, Blumenkohl, Erbse, Gurke, Karotte, Kartoffel, Kohlrabi, Rhabarber, Rosenkohl, Rotkraut, Sellerie, Spargel etc.
- **Getreide:** alle bekannte Sorten wie z. B. Gerste, Hafer, Mais, Roggen Weizen, Zuckerrohr etc.
- **Obstbäume:** Apfelbaum, Birnbaum, Birke, Buche, Flieder, Kiefer, Kirschbaum, Linde, Marille, Pflaumenbaum, Pfirsichbaum etc.
- **Sträucher:** Berberitze, Brombeere, Flieder, Hartriegel, Heckenkirsche, Johannisbeere, Kreuzdorn, Stachelbeere, Weißdorn etc.
- **Weinstock** und -reben

Was wir von unseren Haustieren und Heilkräutern lernen können, ist geobiologisch gesehen also eine ganze Menge. Auf einen knappen Nenner gebracht: Der beste Schlafplatz ist immer da, wo der Hund freiwillig liegen will. Die Plätze, die Katzen bevorzugen, sind dagegen unbedingt zu vermeiden, denn die sind Strahlensucher. Sollten sie allerdings auch mal am Fußende Ihres Bettes liegen, so ist das aber eher als Zeichen ihrer tierischen Wertschätzung zu sehen denn als untrügliches Indiz für eine Strahlenbelastung.

Auch Kleinkinder haben noch diesen lebenserhaltenden Instinkt. Wie oft verkrümmen sie sich in ihrem Bettchen, fallen gar dabei hinaus oder flüchten ins elterliche Schlafzimmer? Und was geschieht? Sie werden mit irgendwelchen „erwachsenen" Argumenten wieder in ihr „Prokrustes-Bett"[11] gescheucht. Irgendwann haben sie sich so wie die meisten von uns daran gewöhnt und empfinden den Unterschied nicht mehr. Jetzt gelten sie als „unproblematisch" und „gut erzogen", haben aber unter Umständen Allergien und Hautkrankheiten, die kein Schulmediziner in den Griff bekommt.

Indizien für einen belasteten (Kinder-)Schlafplatz

Eine Beschwerde genügt als Hinweis, doch sind zumeist mehrere gleichzeitig vorhanden.

- Abneigung gegen das „Zu-Bett-Gehen"
- Quer im Bett liegen, mit angezogenen Beinen schlafen, stets auf eine Bettseite rollen
- Ausweichen im Bett, aus dem Bett rollen
- Flucht aus dem Bett (bei Kindern zwischen 0 und 2 Uhr), es morgens nicht mehr im Bett aushalten
- Nachtwandeln, Hocken und Wippen im Bett
- Weinen nach dem Erwachen
- Krämpfe, Herzklopfen im Bett
- Appetitlosigkeit, oft sogar Erbrechen am Morgen
- Depressionen, Mißmut, Nervosität, Unbehagen,
- Stundenlanges „Nicht-Einschlafen-Können"
- Unruhiger Schlaf, schwere Träume - auch Angstträume, Aufschreien im Schlaf, zerwühltes Bettuch
- Energielosigkeit, Abgeschlagenheit oder Müdigkeit am Morgen, oft auch den ganzen Tag hindurch
- Frieren oder Schwitzen im Bett, Knirschen und Klappern mit den Zähnen
- Ständig wiederkehrende oder chronische Beschwerden
- Nachtschweiß, regelmäßiges Bettnässen

Doch wollen wir nicht verzagen, denn die ersten Neubewertungen im hellen Licht der Quantenphysik wurden bereits in den „Heiligen Hallen" unserer Wissenstempel notiert.[12] Gut Ding will, wie uns

Christoph Kolumbus[13] bereits 1492 zeigte, Weile haben. Ach ja, übrigens bewies er seinerzeit auch sehr überzeugend, daß die Erde keine Scheibe ist, was bis dato wissenschaftlicher Konsens war. Aber irgendwie scheint sich das noch nicht überall herumgesprochen zu haben, und wir überlassen an dieser Stelle einsichtsvoll den intellektuellen Status Quo Ante den Besserwissern und ewig Gestrigen.

Zu Risiken und Nebenwirkungen von Wasseradern

„Was einen treffen kann, kann jeden treffen."

Lucius Annaeus Seneca (4 v. Chr. - 65 n. Chr.), römischer Philosoph und Schriftsteller

„Wasseradern", wie Spalt- und Kluftwasser im Fachjargon der Rutengänger heißt, verändern sich selten, doch kann es durch Tiefbaumaßnahmen oder auch Erdbeben zu Verlegungen kommen. Sicher meint mancher, die hier beschriebene Gefahr könne doch so groß nicht sein, doch übersieht er dabei, daß früher fast jedes Haus seinen eigenen Brunnen hatte, Wasser also zumindest in den hiesigen Breiten überall anzutreffen ist. Die Chance über einer Wasserader zu wohnen ist folglich ziemlich hoch. Je nach Jahreszeit ist die Wasserführung in der Regel unterschiedlich stark, und somit kann der Belastungsgrad deutlich schwanken. Ihr Nachweis ist keine Zufallsangelegenheit in dem Sinne, daß dieselbe Ader von verschiedenen Personen jederzeit an derselben Stelle geortet werden kann.[14]

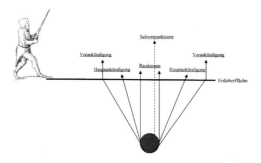

Unterirdische Wasserführung mit Abstrahlungen

Das alles war Baron Gustav Freiherr von Pohl, dem Ahnherrn der deutschen Radiästhesisten,[15] wie Rutengänger auch genannt werden, wohl bekannt. Er mutete im ihm unbekannten Vilsbiburg vom 13. bis 19.1.1929 alle unterirdischen Wasserläufe aus, die er unter amtlicher Aufsicht in eine Stadtkarte farbig einzeichnete. Dabei klassifizierte er 16 verschieden starke Wasserführungen. Während seiner Arbeit wurde er unablässig von einem Gendarmen begleitet, und es war ihm explizit verboten, mit Ortsansässigen zu sprechen. Pohl hatte sich nämlich extra diese Stadt mit der höchsten Krebsrate Bayerns ausgesucht, um seine Theorie vom Zusammenhang zwischen Wasserläufen und Erkrankungen zu beweisen. Und richtig: Alle „Krebshäuser"[16] standen auf von ihm gefundenen Wasseradern wie sich anhand der kommunalen Liste mit sämtlichen Krebstoten der Jahre 1918-29 zeigte.[17] Die Schlußfolgerung im amtlich beglaubigten Protokoll lautete dann auch entsprechend:

„Es wird hierdurch festgestellt, daß Freiherrn von Pohl der oben unter dem Titel ‚Zweck' genannte Nachweis, daß Todesfälle an Krebs ausnahmslos in Häusern bzw. Zimmern bzw. Betten erfolgten, die über besonders starken unterirdischen Wasserläufen stehen, in vollem Umfang gelungen ist."[18]

Damit war zum ersten Mal in einem Blindversuch öffentlich nachgewiesen worden, daß alle an Krebs Verstorbenen auf Wasseradern gelegen hatten. Den nachhaltigsten Eindruck hinterließ aber anderthalb Jahre später die bei einer Nachuntersuchung gewonnene Erkenntnis, daß alle zwischenzeitlichen zehn Krebstoten ebenfalls auf den seinerzeit eingezeichneten Zonen geschlafen hatten. Auch dieses Ergebnis wurde amtlich festgehalten.[19]

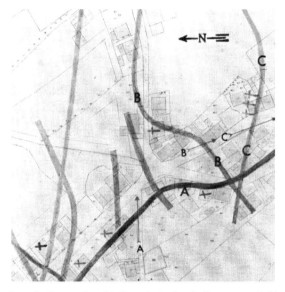

Ausschnitt aus dem Meßergebnis des Freiherrn von Pohl
(Maßstab 1:1.000)

Jedoch auch an anderen Orten[20] wurde der Baron fündig, denn noch während seiner Arbeit wurde er vom Arzt Dr. Huber gebeten, zwei benachbarte Ortschaften, wo jeweils ein Todesfall bekannt geworden war, zu untersuchen. *„Hier konnte v. Pohl durch Feststellung der Reizzonen nicht nur die Häuser, sondern auch die Zimmer und den Bettplatz von außen angeben, wo die Patienten an Krebs verstorben* *waren."*[21] Am 31.10.1972 machte es Jakob Stängle Freiherrn von Pohl mit einem Szintillationszähler in Vilsbiburg nach und bestätigte auf meßtechnische Weise wissenschaftlich exakt die Arbeit und Aussagen seines Vorgängers.[22] Er stellte über den gemuteten Reizzonen Strahlungsanomalien fest, die gegenüber der Bodenstrahlung der Umgebung die doppelten Werte erreichten.[23] Ein Beweis mehr, daß Erdstrahlen, zumindest wenn es sich um unterirdisch fließendes Wasser handelt, sowohl subjektiv zu muten als auch objektiv nach vorgegebenem Standard zu messen sind.[24]

Untergrundströme verlaufen weit unterhalb des Grundwasserspiegels, was übrigens manche Geologen gerne anzweifeln. Dazu ein simples Gegenargument unter vielen: Mineralwasser kann nur dann entstehen, wenn sich das Wasser seinen Weg durch viele, viele Gesteinsschichten hindurch quält und die Mineralien mitschwemmt. Viele Mineralwasserbrunnen sind daher auch tiefer als 50 Meter, manche schaffen es bis auf einige hundert Meter. Der große Druck, mit dem sich Wasser oft im Untergrund durchzwängt, führt zu einer enormen mechanischen Reibung. Physikalisch gesehen also zu einem Widerstand, besonders dann, wenn es zum Beispiel durch unterirdischen Kies oder grobkörnigen Sand fließt. Da Wasser eine erhöhte Bodenleitfähigkeit besitzt, fließt in diesem Bereich auch mehr Reibungsstrom. Es entsteht ein schwaches elektrisches Feld, das ab einer bestimmten Wassermenge und Fließgeschwindigkeit[25] zu einer erhöhten Partikelstrahlung sowie nachweisbaren Veränderungen des natürlichen Erdmagnetfeldes[26] führt. Fehlt uns gerade nachts dessen biologisch relevante Information, regeneriert sich unser Körper nur noch unzureichend oder gleich gar nicht.

Der längere Aufenthalt über Störzonen führt zwangsläufig zu vielen Beschwerden, weil es je nach Strahlungsintensität zu Blockaden im Steuerungssystem unseres Organismus führt. Das wichtigste Hormon für ein intaktes Immunsystems, Melatonin, kann nicht mehr oder nur eingeschränkt von unseren Körper produziert werden. Die Folge ist eine Schwächung oder Zusammenbruch des Abwehrsystems, Zellen gegen Krankheitserreger werden nicht mehr ausreichend produziert, der Mensch verliert seinen natürlichen Schutz gegen Krankheiten. Er wird immer anfälliger für gesundheitliche Probleme aller Art, bis hin zu chronischen oder schwersten Krankheiten. So kommt es schließlich, daß „Wasseradern" gesundheitlich auf uns massiv einwirken, steter Tropfen höhlt den Stein.[27] Medizinische Forschungen haben auch gezeigt warum: Geologische Reizzonen üben auf der kleinsten, der zellulären Ebene, biologische Wirkungen aus. Nerven- und Muskelzellen erhalten dann Fehlinformationen, und die Struktur der Zellmembran verändert sich. Der Sauerstoffaustausch der Zelle wird nachhaltig gestört, weil Kalzium als wichtiges Steuerelement in seiner Funktion genauso negativ beeinflußt wird wie die physiologische Enzymaktivität im allgemeinen.

Dieter Aschoff hat sich als engagierter Arzt ein ganzes Berufsleben lang mit derartigen Zusammenhängen beschäftigt und konnte seine Theorie in über 60.000 Tests[28] beweisen. Er ging davon aus, daß das Blut von Menschen, die auf geophysikalischen Reizzonen liegen, seinen natürlichen Magnetismus verliert. Dazu muß man wissen, daß gesundes Blut in seinem Aufbau einen geordneten Spin[29] aufweist. Über einer geologischen Reizzone verändert sich jedoch nach und nach diese Ordnung hin zu einem Zustand, den der Wuppertaler Arzt Dieter Aschoff „elektrisch" nennt. Beim „Aschoffschen Bluttest" wird ein Blutstropfen mittels einer speziellen Apparatur in Schwingungen gebracht und die magnetische und elektrische Komponente festgestellt. Und somit kann man die Auswirkungen der „Erdstrahlen" aufs Blut nachweisen. Rheuma und Leukämie gelten unter anderem als mögliche Spätfolgen davon.

Die gesundheitsschädigenden Wirkungen von Wasseradern und anderen Erdstrahlen macht sich natürlich erst nach einiger Zeit bemerkbar, vor allem, wenn man sich jede Nacht mehrere Stunden in solchen Feldern aufhält. Bei kurzzeitigem Aufenthalt wirken sie sogar anregend und belebend, was vor allem im Barock zu äußerst erregenden Ausnahmen der Empfehlung, man solle diesen Strahlungsfeldern im eigenen Interesse besser ausweichen, führte. Die lebenslustigen Menschen dieser vergnügten Epoche wußten noch um die pikanten Qualitäten der mäandernden Wasserstrahlung. Nur dort wurden die so genannten „Lustschlösser" hingebaut. Das geschah selbst dann, wenn die Örtlichkeit von der Landschaft her durchaus nicht dafür prädestiniert war und man dafür weit in abwegige Regionen vorstoßen mußte, was den Lustbau zusätzlich verteuerte. Der Grund dafür lag – gediegene geomantische Grundkenntnisse immer vorausgesetzt – buchstäblich etwas „tiefer", denn diese einen Ort völlig umfließenden Wasserführungen geben eine bestimmte Strahlung ab, die ganz besonders anregend auf zwei wichtige endokrinen Drüsen[30] wirkt. Und das schätzten all die lüsternen Könige,[31] welche sich unter anderem Schloß Neuschwanstein,[32] Herrenchiemsee[33] und Versailles[34] bei Paris bedarfs- und lendengerecht bauen ließen.

Natürlich war das weniger betuchte (Fuß)volk in potenten Vor-Viagra-Zeiten auch an derartigen reizvollen und aufreizenden Lokalitäten interessiert, schließlich will „jedes Tierchen sein Pläsierchen."[35] Aus der Zeit der Inquisition sind viele solche Plätze gerichtsbekannt und damit auch überliefert worden, wo sich Jung und Alt zum „Hexenflug" trafen und ekstatische Tanzveranstaltungen abzogen. Die äußerst beliebten Verabredungsorte zeichnen sich bis in unsere Zeit durch exquisite Namensbildungen mit „Freuden, Lust, Wonne, Liebe, Buhl, Brünst" oder auch spezifischer mit „Luder, Lotter, Lumpen, Schand, Sünd" und ähnlichem aus. Welch fruchtbare und frivole Zeiten! Und was für Brennpunkte sozialer Interaktion dank eines lustvollen Naturverständnisses!

Wer suchet, der findet:
Von Erdverwerfungen und -brüchen

„Jeder Vierte hat ein geschädigtes Immun-, Nerven- oder Hormonsystem. Jeder Dritte ist Allergiker. Wir haben den Punkt erreicht, der keine zusätzlichen Belastungen mehr verträgt."

Deutsche Gesellschaft für Umwelt und Humantoxikologie[36]

In den Radiästhetenverbänden kursiert einer uralter Witz: „Was der Rutengänger nicht kennt, er Verwerfung nennt." Ganz so schlimm ist es zum Glück nicht, denn dank der Geologie wissen auch wir längst, daß es sich bei „Verwerfungen" um übereinander liegende Platten, Höhlen oder Einlagerungen von Erzen und anderen Gesteinsarten handelt. Fachlich präzise spricht man von einem „tektonischem Bruch" und definiert ihn wissenschaftlich als eine *„Zone im Dezimeter- bis Meterbereich, in der die normalen Gegebenheiten des geologischen Untergrundes durch aufeinanderstoßende Gesteinsschichten aufgehoben werden; durch zum Beispiel Dehnung, Pressung und Zerreibung des Gesteins entstehen hier Spalten, Hohlräume, Verwerfungen und Schwächezonen, die für die Zirkulation von Wässern und Gasen prädestiniert sind."*[37]

Man könnte also sagen, daß es sich bei Begriffen wie „Wasseradern" und „Verwerfungen" um radiästhetisches Fachchinesisch handelt, das vom Ausübenden aus rein pragmatischen Erwägungen gebraucht wird. Man sollte sich als Außenstehender nicht daran stoßen, nur weil sie in anderen Wissensdisziplinen anders definiert werden. In jedem Handwerk gibt es einen Fachjargon, der nur von den Branchenangehörigen verwendet und verstanden wird, weil er eine bestimmte Funktion erfüllt, die nur sie kennen.

Doch zurück zum Bruch: Unsere Erde besteht aus vielen Schichten und Höhlräumen. Durch die Erdekräfte im Inneren kommt es zu im Laufe der Zeit zu Brüchen und Absenkungen einzelner Gesteinsschichten, die einige hundert Meter innerhalb des Erdmantels abgesunken sein können. Vorkommen wie zum Beispiel Zink und Kohle oder andere Mineralien liegen dann nicht mehr in einer Ebene, und die verschiedensten Elemente treffen aufeinander. Das führt zu einer Art Batterieeffekt, nur in sehr viel stärkerem Maße. Dazu tritt oft noch eine radioaktive Strahlung, die meßbar und vor allem äußerst ungesund ist. Das gefährliche Edelgas Radon ist hier beheimatet und sucht sich seinen Weg durch Mauerritzen, Luftschächte, Rohrleitungen etc. ins Hausinnere. Es gibt natürlich auch immer wieder Erdverwerfungen, zum Beispiel Felsspalten, in denen gleichzeitig auch Wasser fließt, schließlich findet es hier eine prächtige Führung.

Oft kann man einen tektonischen Bruch schon von weitem an langen Rissen in der Hauswand erkennen. Oder an den ausgeprägten Ameisenstraßen, deren Benutzer sich trotz chemischer Vertreibung immer wieder einstellen. Man kann sich aber zum ersten Studium auch eine geologische Heimatkarte kaufen, auf der die wichtigsten lokalen Brüche verzeichnet sind.

Nur Vorsicht: Viele Spalten sind zumeist nur teilweise bekannt, da ihr genauer Verlauf oft nicht präzise verfolgt wurde. Andere wiederum werden aus denselben Gründen je nach Vermutung in die Karten eingezeichnet. Es läßt sich einer solchen Karte also nur grob entnehmen, was man in seinem Stadtviertel zu vergegenwärtigen hat, aber gar Schlußfolgerungen über unser Schlafzimmer zu ziehen grenzt bedrohlich an Fahrlässigkeit.

Als Krankheitsfolgen der Strahlung aus Verwerfungen kennt man Rücken- und Gliederschmerzen und oft daraus resultierende Wirbelprobleme. Auch verkrampfte Muskulatur kann ein Symptom sein. Aber da die radioaktive Strahlung in Verbindung mit dem Austritt von Radon, einem Spaltprodukt, zumeist stark ist, kann es leider viel schlimmer kommen. Belastende Bettstellen können bei Schlafplatzuntersuchungen oft präzise bestimmt werden, was zumeist sogar mit der entsprechenden Lokalität der Erkrankung korreliert. Besser ist es in jedem Fall, sich den ganzen Ärger durch ein Verrücken des Bettes in eine unbelastete Ecke vom Hals zu halten. Bloß sollten wir die die natürlich auch präzise bestimmen können.

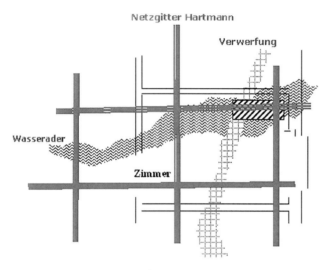

Belastetes Bett

Übrigens riet schon der „Fürst unter den Chirurgen", der berühmte Professor Ferdinand Sauerbruch,[38] regelmäßig seinen Patienten nach Operationen, das Bett umzustellen. Weil er sich nicht dem Gespött der übrigen Ärzteschaft aussetzen wollte, tauchten diese Empfehlungen allerdings nicht offiziell in den Krankenunterlagen auf. Es wurde jedoch von Freunden und damaligen Kollegen überliefert, daß er gerade seinen Krebspatienten zu dieser einfachen Schlafplatzsanierung riet, denn Salus aegroti suprema lex![39]

Linear gedacht –
Globalgitter, Netze und atomare Kuben

„Das naturwissenschaftliche Denken hat seine Grenze und reicht nicht aus, das Weltganze zu erklären."

Rudolf von Virchow (1821-1902), Arzt und Pathologe[40]

Leider sind die verschiedenen *Globalgitter* in der Öffentlichkeit zumeist völlig unbekannt. Vielleicht, weil alles viel komplizierter klingt, als es ist, denn es sind zum Teil natürliche magnetische Feldlinien. So wie Eisenspäne sich strahlenförmig in einem Magnetfeld ausrichten, durchziehen diese am magnetischen Nordpol ausgerichteten *Gitterlinien* die Erde. Die das Gitter ausmachenden Reizstreifen folgen im Freien dabei mehr oder minder konsequent den Himmelsrichtungen Nord – Süd und West – Ost. Ihr Ursprung ist noch nicht vollkommen geklärt, aber das hat die Brieftauben und Zugvögel, die sich seit Jahrtausenden daran bei ihren Flügen orientieren, auch nie besonders gestört.

Die Befürworter irdischer und kosmischer Kausalität halten sich in etwa die Waage. Deshalb hege ich die geheime Vermutung, beide haben recht, daß es also „tellurisch-kosmischen" Ursprunges ist. Das macht auch Sinn, denn das Strahlungsfeld unserer Umgebung entsteht aus dem Zusammenwirken von Strahlen aus Kosmos und Erde. Dadurch ergeben sich natürlich Überlagerungen, Resonanzen und auch Überschneidungen.[41] Und so könnten die Gitternetze entstehen, als hochfrequente stehende Wellen, die vom Kosmos und der Sonne eingestrahlt durch das Erdmagnetfeld gebündelt und polarisiert werden. Da diese Systeme weltweit nachgewiesen werden können, werden sie als „global" bezeichnet. Regional und lokal können sie aber durchaus unterschiedlich auftreten.

Insgesamt kennt die Geobiologie drei unterschiedliche Globalgitter, die jeweils nach ihrem (Wieder-)Entdecker bezeichnet werden. Das erste Gitter wurde bereits in den fünfziger Jahren des letzten Jahrhunderts von dem Mediziner *Ernst Hartmann* (1915-1992) entdeckt und ausführlich beschrieben. Ihm sind auch die ersten wissenschaftlichen Untersuchungen zu verdanken, die aus medizinischer Sicht den Zusammenhang zwischen diesem *Globalnetzgitter* (so sein präziser Ausdruck) und dem Auftreten von Krankheiten nachwiesen.[42]

Die Erfahrung hat gezeigt, daß Personen mit „normaler" Empfindlichkeit auf den einfachen Streifen selten Probleme bekommen. Die sich durch die weiterlaufenden Linien überall ergebenden Kreuzungspunkte des Gitters können allerdings je nach Lokalisation und in Verbindung mit weiteren Belastungen wie Wasseradern ziemliche Beschwerden verursachen. Dabei kommt es auf die Sensibilität der dort liegenden Person und die zeitliche Belastungsdauer an. Die Art der möglichen Beschwerden hängt unter anderem von der energetischen Qualität des Kreuzungspunktes[43] ab.

Wird terrestrische Energie abgegeben, so schlafen wir zumeist schnell ein und erholen uns prächtig. Innerhalb kurzer Zeit tanken wir ausgiebig die Erdkraft nach, die uns fehlte. Doch dann kommt der Moment, wo die Batterien wieder voll sind, an Schlaf ist einfach nicht mehr zu denken. Und irgendwann nach vielen nächtlichen Wiederholungen beginnt man zu argwöhnen, man würde langsam, aber sicher mondsüchtig.

Als Arbeitsplätze für kreative Berufe wie zum Beispiel Architekten sind diese Kreuzungspunkte sehr geschätzt: Man kann stundenlang hellwach am Schreibtisch sitzen und ohne Erschöpfung arbeiten. Ist die Kreuzung hingegen negativ geladen, zieht sie uns zusätzlich jede Nacht Energie aus dem Körper und soll so ein Auslöser für jede Menge unangenehmer Erkrankungen sein. Wir wachen dann morgens zerschlagen und völlig unausgeruht auf. Oft würde uns ein leichtes Verschieben des Betts jede Menge an der täglichen Kaffeerechnung einsparen.

Das „Hartmann-Gitter" zieht sich in circa 20 cm breiten Streifen im Abstand von ungefähr 2 Metern relativ gleichmäßig von Nord nach Süd. Von Osten nach Westen betragen die Abstände in den hiesigen Gefilden ca. 2,5 m. Die Breite der Streifen kann sich je nach Witterungslage etwas verändern.[44] Durch den Einfluß von Stahlarmierungen, elektrischen Leitungen und diversen Elektrogeräten, vor allem aber auch Heizöltanks, kann es gerade in Gebäuden zu deutlichen Abweichungen kommen.

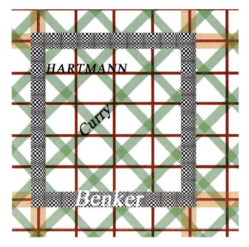

Globalgitter in der Übersicht

Das zweite in der Fachliteratur ausführlich dokumentierte Globalgitter wurde von dem Arzt *Manfred Curry* (1899-1953) beschrieben. Es hat weniger mit einer statischen Struktur als mit einem Netz zu tun, denn es verläuft in verschiedenen Maschenweiten. Inzwischen existiert eine neue Theorie des Physiker Konstantin Meyl dazu, der meint, es handle sich eher um eine versetzte Seitenstrahlung der Hartmann-Linien, das *Curry-Gitter* sei also genau besehen keine eigenständige Struktur. Dieses *Diagonalnetz*, wie es korrekt auch genannt wird, kommt in unseren Breiten in einem Abstand von ca. 3 bis 4 m in den Zwischenhimmelsrichtungen (also diagonal) vor. Die einzelnen Streifen sind dabei circa 50 bis 70 cm breit. Curry hat im

Zusammenhang mit dieser Strahlung nachgewiesen, daß an diesen Stellen gehäuft Krebs auftreten kann. Besonders gefährlich sind dabei im Oberkörperbereich wieder einmal die Kreuzungspunkte. Einfache Curry-Linien sind weniger belastend, zumindest wenn nicht noch andere Störfelder dazukommen. Im Beinbereich können wir sie zumeist vernachlässigen.

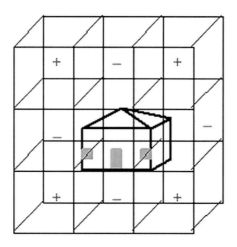

Haus im atomaren Kubensystem (10 m³)

Als drittes Globalgitter kam schließlich in den Sechzigern des letzten Jahrhunderts noch das *atomare Kubensystem* hinzu, das von dem Radiästheten *Anton Benker* gefunden und ausführlich beschrieben wurde. Man hatte aufgrund vieler Beobachtungen schon länger ein weiteres Gitter vermutet, aber erst Benker stellte fest, daß jeder fünfte Hartmannstreifen[45] durch einen zweiten Streifen extrem verstärkt wird. Deshalb spricht man auch vom *Doppelgitter*. Alle 10 bis 12 m finden wir hier eine besonders aggressive Strahlung, die heute als „Benker-Strahlung" berüchtigt ist. Die Streifen sind mit den entsprechenden Vorankündigungszonen zwischen denen die aggressive Hauptenergie (PWL)[46] fließt, ca. 80 bis 100 cm breit. Hier häufen sich überproportional Krebs und andere schwere Erkrankungen. Dabei belastet die nord-südliche Benkerlinie gesundheitlich noch mehr als der Streifen aus der West/Ost-Richtung. Der Benker-Strahlung sollte man auf jeden Fall tunlichst am Schlafplatz ausweichen, insbesondere den Kreuzungspunkten. In Verbindung mit Wasseradern verstärkt sich der krankmachende Effekt leider nochmals beträchtlich. Lassen wir also besser die Fingerchen davon, anstatt sie uns immer nur zu verbrennen.

In seiner späteren Forschung kam Anton Benker nach vielen Untersuchungen zu dem Schluß, daß es sich um einen Kubus, genauer ein „atomares Kubensystem", handeln mußte. Wie bei einem Würfel gibt es hier nämlich einen Abschluß ähnlich Zimmerwänden an den vier Seiten – natürlich auch entsprechend nach unten und oben. Dabei muß man verstehen, daß diese „Decke" energetisch durchgehend ist, also wie eine Fläche oder eine Art Querbalken. Deshalb spricht hier der Fachmann von einer „waagrechten Flächenstrahlung". Der Kubus muß nicht unbedingt auf dem Niveau des Erdbodens beginnen, oft hat er seine Basis auch innerhalb der Erde oder knapp darüber. Mit viel Pech kann es also passieren, daß wir vor allem im 1. Stock genau in diesem durchstrahlten Querbereich schlafen. In solchen Fällen hilft zuverlässig eine Veränderung der Betthöhe von guten 60 cm entweder nach oben oder unten. Wohin genau, hängt wiederum von folgendem ab: Jeder Kubus hat eine andere Polarität: einmal elektrisch (+), dann wieder magnetisch (–). Letztere wird für den Bettplatz bevorzugt, weil sie abladenden Charakter hat. Der elektrische Kubus wird dagegen gern von emsigen Schriftstellern bei der Arbeit bevorzugt.

Ich selber habe einen recht spannenden Fall erlebt, den ich ohne diese sehr speziellen Kenntnisse nicht hätte lösen können. Einmal lernte ich im Urlaub eine charmante junge Französin kennen, die immer nur dann in ihrer Wohnung Kopfschmerzen bekam, wenn sie stand, und das ganz besonders beim Abspülen. Das hatte sie bereits selber herausgefunden, wahrscheinlich, weil sie nur ungern Geschirr und Töpfe schrubbte.

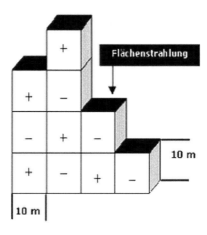

Benker-Kubensystem

Ihre Antipathie konnte ich aber noch besser nachvollziehen, als ich sie besuchte. Da zeigte sich nämlich, daß sie im ersten Stock wohnte. Weil sie zudem etwas kleiner war als ich, kam ich auf die richtige Fährte, denn ich fühlte beim Stehen eher Druck auf dem Hals. Bei meiner geobiologischen Untersuchung fand ich schnell heraus, daß die Oberfläche des Kubus genau in ihrer Kopfhöhe durch das Zimmer lief, mein Kopf also darüber hinausragte. Seit sie im Sitzen spült, hat sich zumindest ihr Problem mit den Kopfschmerzen gegeben. Schmutzige Teller stehen aber noch immer bei ihr herum.

Geomantie, die hohe Kunst, Erdkräfte zu nutzen

"Wir wissen sehr wenig, und doch ist es erstaunlich, daß wir überhaupt soviel wissen, und noch erstaunlicher, daß so wenig Wissen uns so viel Macht geben kann."

Bertrand Russell (1872-1970), britischer Mathematiker und Philosoph, 1950 Nobelpreis für Literatur

Wenn wir unsere bisherigen Betrachtungen einmal vorurteilsfrei zusammenfassen stellen wir fest, daß es in der Natur verschiedenartige Strahlungsfelder gibt, die dem Leben von Tieren und Pflanzen nützen oder es je nachdem auch schädigen können. Aus diesem einfachen Grund reagieren Tiere und Pflanzen darauf, indem sie diese Strahlungen entweder suchen oder meiden.

Aufgrund ihrer extrem schwachen Intensität nimmt sie der naturferne Durchschnittsmensch nicht augenblicklich wahr. Deshalb beziehen sie ihre prägende Wirkung durch den langen Zeitraum, in dem sie unbemerkt auf ihre Umgebung einwirken konnten. Es gilt auch hier das klassische Gesetz der Toxikologie, das eisern festlegt, wie schädlich Gifte sind, beziehungsweise auf Dauer noch werden können. Entscheidenden Ausschlag geben dabei die:

- Intensität und Qualität der Strahlungen
- zeitliche Belastungsdauer insgesamt
- physische Konstitution der Betroffenen
- Summe der gesamten Belastungen

Manifestiert sich endlich sichtbar ihr Effekt, ist natürlich nicht zuletzt aufgrund der Unkenntnis dieser energetischen Zusammenhänge und dem zeitlichen Abstand eine Verknüpfung zwischen Ursache und Wirkung schwierig, wenn nicht gar unmöglich. Also muß der „Zufall" oder sonst ein sinntragender Grund herhalten. Man spricht dann zumindest im Falle einer schweren Krankheit gerne von „Schicksal"[47] statt bewußt die Verantwortung für seine Ignoranz zu übernehmen.

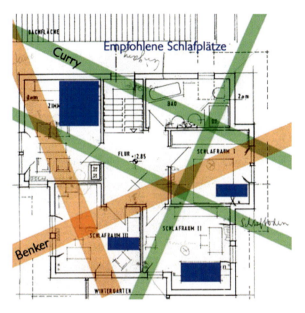

Bauplan

Doch zum Glück ist dieses uralte Wissen über geobiologische Zusammenhänge auch in unserer angeblich „aufgeklärten" Zeit (und das trotz 500 Jahren Inquisition!)[48] nie gänzlich verloren gegangen. Das mag unter anderem an der Vergangenheit liegen, in der die profunden Kenntnisse um die Wechselwirkungen zwischen den energetischen Strukturen der Erde und dem Menschen zielgerichtet zum Besten aller (und vor allem der herrschenden Kirche) angewandt wurden.

Wir haben ja bereits einen kleinen Blick in die Zusammenhänge zwischen mäandernden Wasseradern und „lustvollem Empfinden" geworfen und können uns mit etwas Phantasie vorstellen, was wohl noch alles möglich ist, wenn man all die geschilderten Energien kombiniert und gezielt mit einbaut. Jedenfalls läßt sich aus historischer Perspektive betrachtet einfach nicht behaupten, Erdstrahlen seien per se nur schlecht.

Und wirklich existieren bis in unsere Tage steinerne Zeugen für ihre kulturelle Ver- und Anwendung, die gotischen Kathedralen Europas. Selbst heute noch haben sie ihre Wirkung auf die menschliche Psyche (inklusive die der vielen Ungläubigen) nicht eingebüßt. Was folglich weniger am „Heiligen Glauben" oder ausschließlich der imposanten Architektur unter Einbeziehung der Heiligen Geometrie liegen kann, sondern auch an den Qualitäten der damaligen *Geomantie*.[49]

Leider ahnt kaum ein touristischer Kirchenbesucher, daß er buchstäblich auf „heiligem Boden" wandelt, denn das Wissen darum war und ist „esoterisch", also nur einem kleinen „inneren Kreis" von Eingeweihten vorbehalten. Wollte man seinerzeit in eine dieser erlauchten und äußerst privilegierten Zünfte der Kathedralenbauer aufgenommen werden, so wurde man in aller Regel mit den Worten „Geh heim!" wieder fortgeschickt. Geheimnisse, und hier vor allem die hermetischen, stehen ja nun mal wirklich nicht in dem Ruf, jedermann zugänglich zu sein.

Vitruv, eigentlich Marcus Vitruvius Pollio (1. Jahrhundert v. Chr.), gilt als der eigentliche Vater der Baukunst, denn er verfaßte als erster ein unschätzbares Kompendium des Wissens in 10 Bänden über die antike Architektur (De architectura). Vermutlich in Formia geboren, stand er als Architekt, Militärtechniker und Heeresingenieur unter anderem im Dienst des römischen Kaisers Augustus (63 v. Chr. - 14 n. Chr.), einem Großneffen Cäsars, und war hauptverantwortlich für dessen staatliche Bauvorhaben.

Selbstverständlich war er auch ein hervorragender Geomant, der sein Handwerk zum Ausbau der römischen Vormachtsstellung nutzte. Zeitgenossen sagten ihm nach, er habe gewußt, wie man „die Symbole des Irdischen zu göttlichen" machen konnte. Dieses Wissen nutzte er besonders pflichtbewußt in seiner Position als Heeresbaumeister Gaius Julius Cäsars.

Ein wichtiger Aspekt seines Aufgabenbereichs bildete hier der Straßen- und Brückenbau, denn die Armee mußte bei Bedarf möglichst schnell verlegt werden können, aber auch die Betreuung der überall im Reich verstreuten Kasernen oblag ihm. Diese Militärlager sollten ja nicht nur ihre Insassen vor feindlichen Angriffen schützen, sondern als Vorposten eines dominanten Imperiums auch Macht und technische Überlegenheit signalisieren. Und dafür ersann der listenreiche Vitruv ein geomantisches Konzept, das der umliegenden Landschaft und damit ihren Bewohnern die energetischen Kräfte entzog, um sie im entsprechenden Besatzungslager zu konzentrieren. Schlußendlich ging es hier um lupenreine Geopolitik und jede Menge benötigter Rohstoffe, man wollte die „Barbaren" auf den Knien sehen, und zwar möglichst lange.

Die römische Gesellschaft war starr hierarchisch in nur wenigen Ständen strukturiert. Über allem dem thronte Gott, der durchaus auch schon mal mit dem anbetungswürdigen „Cäsaren" identisch sein durfte. Dies senkrechte Weltbild, die Vertikale (die 1), setzte Vitruv erfolgreich überall im ganzen Weltreich ein. Verband man dieses Prinzip mit dem Gesetz des rechten Winkels (der 2), nach dem sich zuverlässig feinstoffliche Energien an einem gewünschten Punkt fixieren lassen, vereinen sich beide Kräfte zur männlichen Dominanz über das fließende weibliche Prinzip (der 3), dem die unterworfenen Völker in ihrem zumeist runden Dorfbau etc. folgten.

Aus diesem Hauptgrund, ich bin fast versucht von energetischer Kriegsführung zu sprechen, legten die Römer alle Städte, Dörfer und Gebäude ausschließlich rechtwinklig an. Und was für die Architektur der Macht im allgemeinen galt, galt ganz besonders im Lagerbau. Jedes einzelne Camp wurde ohne wenn und aber, und sei es nach den härtesten Tagesmärschen durch die wilden Wälder Germaniens auch nur für die kommende Nacht, nach dem von Vitruv vorgegebenen zentralistischen Prinzip errichtet. Außerdem schaffte eine bewußte zigtausendfache „rituelle Wiederholung" überall im Herrschaftsbereich quer durch die Jahrhunderte zusätzlich Macht.

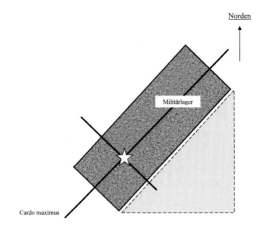

geomantische Konstruktion eines Römerlagers

Zuerst einmal mußten die jedes Heer begleitenden Landvermesser, die Auguren, die Nord-Südrichtung, also die Senkrechte der cäsarischen Anbindung, bestimmen. Auf dieser Linie konstruierten sie anschließend ein pythagoreisches Dreieck (rechter Winkel!), längs dessen Hypotenuse das zu bauenden Lager als geschlossenes Viereck ausnahmslos auf der Westseite[50] ausgerichtet wurde. Die so entstandene rechtwinklige Anlage wurde innen nochmals entsprechend den Vorgaben des Goldenen Schnitts, auch als „göttliche Teilung" bezeichnet, unterteilt, indem man zwei sich kreuzende Linien konstruierte. Die längere, in eher nördliche Richtung verlaufende, nannten die Römer „Cardo maximus" (große Herzlinie).[51] Womit sie sich strikt gegen die von ihnen unterworfenen Völker abgrenzten, denn die orientierten sich nicht an der autoritären Vertikalen, sondern entsprechend den „natürlichen" Vorgaben der Geomantie an der harmonischen Ost-West-Ausrichtung.⁵² Steht ein Mensch nämlich aufrecht, befindet er sich in der Vertikalen (N-S), der Egoqualität, öffnet er jetzt weit seine Arme (und damit sein Herzchakra) zur „Um-Armung", zeigen die im rechten Winkel horizontal zum Körper.

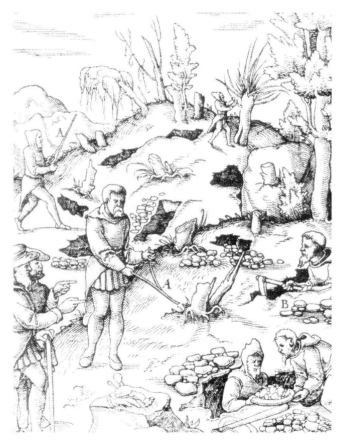

Rutengänger
Ausschnitt aus einem alten Holzschnitt (1556)⁵³

Und erst jetzt wurde das Zelt des Kommandanten – das war im gallischen Krieg Cäsar höchstpersönlich – im energetischen Zentrum (Zentralismus ist schließlich das Leitprinzip jeglicher autoritären Heeresführung) der ganzen geomantischen Konstruktion aufgeschlagen. Die Ausrichtung der übrigen Zelte in Reihen und Gassen war natürlich ebenfalls konsequent rechtwinklig so wie wir es aus amerikanischen Großstädten wie zum Beispiel New York, der Machtzentrale der „Neuen Weltordnung" (NWO), kennen.

Übrigens ist das alte Römerlager Köln noch heute entsprechend der alten Vorlage ausgerichtet, wie man auf jedem Stadtplan anhand der „Nord-Süd-Fahrt" und der „Ost-West-Verbindung" quer über die Deutzer Brücke sehen kann. Der Schnittpunkt beider Durchgangsstraßen liegt ziemlich genau im Stadtzentrum beim Neumarkt, nicht weit vom „Heumarkt", dem ehemaligen Zentrum römischer Handelsaktivitäten.

Auch die vorchristlichen Kelten, von Julius Cäsar in Gallien schwer herumgeschubst und malträtiert, wußten genau um die Qualität bestimmter *Kraftplätze*, die sie konsequent für ihre religiösen Zeremonien nutzten. Da die Anzahl dieser „Heiligen Orte" naturgemäß etwas begrenzt ist, wurden sie später nach dem geschichtlichen Abdanken der Römer von der katholischen Kirche annektiert und im Zuge ihrer Missionszwecke entsprechend umgebaut.

Ein schönes Beispiel dafür finden wir in Chartres[54] bei Paris, wo eine der ältesten gotischen Kathedralen solide auf heidnischem Grunde steht. Schon weit vor Christi Geburt pilgerten Menschen aus ganz Europa an diesen Ort um dem Numinosen, dem Unaussprechlichen, nahe zu sein und eventuell auch Heilung zu finden. Die dort befindliche „Schwarze Madonna" zeigt ebenfalls an, bis in welche Urzeiten „der wahre Jakob" zurückreichte.[55] Doch auch kleinere Kirchen mit dem Namen St. Georg oder St. Michael,[56] den beiden „Drachentötern",[57] weisen auf eine bestehende geomantische Verbindung. So genannte Leylines,[58] die quer durch Europa verlaufend berühmte Städte und Orte über Tausende von Kilometern mit einander energetisch verknüpfen, wurden in den „abergläubischen" Zeiten als Feuer- oder *Drachenlinien* bezeichnet. Und dem kirchlichen Machtanspruch entsprechend mußte „der Drachen" getötet und in manchen Fällen halt auch mal sakral überbaut werden.

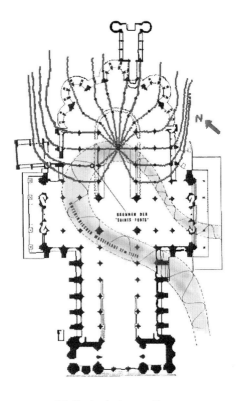

Die Kathedrale von Chartres
mit ihren (teils künstlich angelegten) Wasserläufen

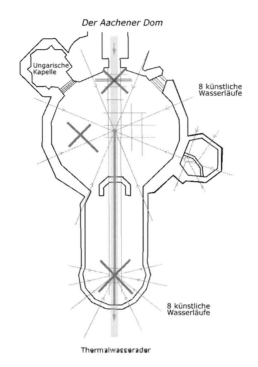

Das Aachener Münster
mit seinen (teils künstlich angelegten) Wasserläufen

Kathedralen, Klöster und Burgen standen also stets den geomantischen Vorgaben entsprechend auf den dafür optimal geeigneten Stellen, wobei im Bedarfsfall auch handwerklich ein bißchen nachgeholfen wurde. Dann wurde schon mal ein Flüßchen unter einer Kirche um- oder durchgeleitet um sie mit seinen speziellen Schwingungen zu bereichern, bevor er wieder in sein altes Bett zurückfand. Mittels polarisierter Steine, die Erklärung folgt noch, wurde dabei das üblicherweise linkspolige Wasser beim Gebäudeeintritt auf Rechtspolarität getrimmt, was der Qualität von Heilwasser entspricht. Aber nach dem Austritt unter der Kathedrale hatte es wieder seine ursprüngliche Linksdrehung. Wem es auffiel, hielt es vermutlich für ein „Wunder". Nun ja, in gewissem Sinne ist es wohl auch eines.[59] Wie auch immer: Wir können die Genialität dieses damaligen Wissensstandes anhand der überlieferten Geomantie[60] nur erahnen, das, was uns abhanden gekommen ist, leider nicht.

Als sich die katholische Inquisition[61] nach über 500 Jahren[62] endlich unwillig aus der Geschichte verabschieden musste, und man sich schon für die Radiästhesie hätte freuen können, kam leider Gottes die „Aufklärung" mit ihrem Anspruch der Rationalität dazwischen. An dem krankt die Gesellschaft noch heute, denn jetzt galt auf einmal nur noch, was „empirisch", also mittels der fünf Sinne, nachweisbar ist. Seither leiden Wünschelrutengänger, begnadete Heiler und andere „Paranormale" unter dem Vorurteil, „unwissenschaftlich" zu sein. Offensichtlich nutzen sie zusätzlich andere, der engstirnigen Schulwissenschaft unbekannte Sinne.[63] Die gibt es in der Tat, und sie sind geistiger Natur, damit jedoch für humorlose Materialisten und Reduktionisten strikt tabu.

Das hat natürlich seine Gründe: Einer liegt darin, daß die Schulphysik ihrem eigenen Anspruch nach „objektiv" ist, sich also nur ungern mit Dingen beschäftigt, die sich nicht normen und somit ins „naturwissenschaftliche Weltbild" integrieren lassen. Weil sie über keinerlei Meßgeräte, welche über einen Bereich von 10^{26} Hz hinauskämen, verfügt, hält sie sich lieber diesbezüglich mit konkreten Aussagen bedeckt. „Erdstrahlen" entziehen sich dummerweise auch sonst den üblichen physikalischen Kriterien.[64] Weder korpuskulare Strahlen, noch Schall- oder Druckwellen, noch elektromagnetische Wellen können als Erklärung für sie herangezogen werden, weil letztere in keinem Teilbereich des Spektrums entsprechende Eigenschaften aufweisen. Es ist bisher schlechterdings unmöglich, die hier angesprochenen feinstofflichen Strahlungen einzufangen und personenunabhängig zu beurteilen. Sie müssen deshalb im vorherrschenden Konsensus als „nichtreal" verneint werden, um das generell vermittelte Weltbild aufrecht zu erhalten.

	Sehsinn	Hörsinn	Tastsinn
Spezialisierte Zellen	Zäpfchenzellen auf der Hornhaut	Haarzellen in der Gehörschnecke	Nervenzellen in den Fingerspitzen etc.
Intensitätsbereich		Schallstärke: 12 Dekaden	Verdünnungsgrad: 22 Dekaden
annähernder Frequenzbereich	Rot bis violett: 1 Oktave	30 - 15.000 Hz: 9 Oktaven	Wellenlängen von 1cm - 70 cm: 6 Oktaven
Analysefähigkeit	Farbe kann nicht analysiert werden	Gute Trennschärfe: bis 0,05% der Frequenz	Gute Trennschärfe für „benachbarte" Elemente

Die Absurdität der ganzen Diskussion ist meines Erachtens in Folgendem zu sehen: Die Wissenschaft selbst hat herausgefunden, daß ein Mensch noch nicht einmal ein Prozent, also knapp 1 Hundertstel, des bekannten elektromagnetischen Spektrums wahrnehmen kann. Würde man den Bereich des sichtbaren der Lichts auf einer Skala von 1,80 m Länge auftragen, so machte er gerade einmal 7 Millimeter aus. Wie sollten also ausgerechnet akademische Vertreter, immerhin selber Angehörige der Gattung Mensch, die (Non-)Existenz von Erdstrahlung beurteilen können? Aus der traurigen Tatsache, daß kaum geeignete technische Geräte[65] zum definitiven Nachweis existieren läßt sich nicht per se schließen, daß es keinerlei terrestrische Strahlungen gibt![66] Anderseits kann man das wohl dokumentierte Verhalten von Pflanzen und Tieren nicht reihenweise selbstgefällig als „Zufall" abklassifizieren. Wo es eine Wirkung gibt müssen dringend eine oder mehrere Ursachen dafür existieren, kein Rauch ohne Feuer! Eine wahrhaft logische Schlußfolgerung müßte also lauten: In dubio pro reo.[67]

Hausgemachte Probleme – Technische Strahlungen

Von der Wiege bis zur Bahre – Elektrosmog von allen Seiten

„Wenn dieser Wellen- und Strahlensalat sichtbar wäre, dann hätte ein Beobachter aus dem Weltall die Erde im Jahre 1900 noch ganz dunkel gesehen; heute aber würde sie aufleuchten wie die Sonne."

Allen Frey, amerikanischer Biophysiker

Auf welchem Quadratmeter Erde Sie diese Zeilen auch gerade lesen: Sie sind von allen Seiten von *Elektrosmog* umgeben. Sie sehen ihn nicht, und Sie schmecken ihn nicht. Sie hören ihn in aller Regel auch nicht, es sei denn, er hat Ihnen Tinnitus verursacht. Und im allgemeinen fühlen Sie ihn auch nicht, außer Sie sind bereits elektrosensibel. Vielen mag das alles etwas übertrieben erscheinen, doch mancherlei, was man nicht gleich unter Elektrosmog einreiht, muß, wie wir noch sehen werden, dazugerechnet werden. So gibt es zum Beispiel ein inzwischen schon wieder veraltetes Satellitensystem namens GPS,[68] das Sie jederzeit metergenau orten kann, völlig unabhängig davon, wo Sie sich gerade befinden. Seit ein paar Jahren wird es in PKW-Limousinen zur Wegfindung durch verstopfte Großstädte eingebaut – E-Smog frisch aus dem Weltraum und in diesem Falle von 24 Satelliten gleichzeitig geliefert, auch für die übrigen unbedarften Verkehrsteilnehmer.

Seit 1996 existiert dort „oben" noch ein zweites geostationäres Beobachtungssystem namens Iridium zur lückenlosen Erdüberwachung. Es besteht schätzungsweise aus 66 Flugkörpern. Einige andere orbitale Systeme sind zusätzlich geplant und teilweise auch schon installiert. Und als ob das noch nicht reichte, beschießen uns zusätzlich unzählige weitere Satelliten wie zum Beispiel Astra oder Tetra mit Hunderten von Fernseh- und Radioprogrammen. Das alles wird natürlich noch opulent mit gepulsten Radarwellen aus militärischen Wetter- und Aufklärungsgeräten[69] im Namen der Wissenschaft garniert. Dabei erhebt diese kurze Aufzählung keinerlei Anspruch auf Vollständigkeit, doch man schätzt, daß es derzeit circa 16.000 Satelliten sein müssen, die 24 Stunden am Tag auf uns heruntersenden. Sie sehen selbst: Egal wohin Sie auch kommen, der Elektrosmog ist immer lange vor Ihnen da, es gibt keinerlei Oase.

Haben Sie schon einmal einen „gewischt" bekommen? Garantiert, und das gehört in den Bereich der weniger angenehmen Erinnerungen, denn Sie machten die Erfahrung, daß Elektrizität Sie, falls die Rahmenbedingungen stimmen, problemlos durchfließen kann. Aus diesem Grund sollte man sich auch niemals in der Badewanne fönen, stimmts? Es könnte nämlich Ihre allerletzte „Dauerwelle" werden. Und die könnte Sie aus einem ganz profanen Grund endgültig ins Jenseits befördern: Jeder Organismus ist eine biologische Antenne, die mühelos an elektrische Felder zu ihrem eigenen Nachteil kapazitiv ankoppelt.

Die zentrale Frage lautet also schon lange nicht mehr, ob schädlicher Elektrosmog de facto existiert oder etwa doch nicht, sondern:

- Was genau ist Elektrosmog? Wo fängt er an, wo hört er auf?
- Was sind seine gesundheitlichen Auswirkungen?
- Wie kann ich mich am besten davor schützen?

Es ist mir klar, daß technische Laien, und an die richtet sich dieses Buch ganz besonders, befürchten, diesem „Höllenthema" nicht ohne Wenn und Aber gewachsen zu sein. Deshalb bemühe ich mich, die komplexen physikalischen und technischen Zusammenhänge auf „dem kleinsten gemeinsamen Nenner" darzustellen, damit der interessierte Leser später meinen Schlußfolgerungen um so besser zu folgen vermag. Ich werde also anhand alltagstauglicher Beispiele versuchen, die verschiedenen Begriffe sauber zu scheiden und bitte es mir nachzusehen, wenn sie einem Techniker manchmal etwas banal erscheinen mögen.[70] Doch habe ich noch einen kleinen Trost: Wir brauchen uns unsres fehlenden Verständnisses nicht zu schämen, denn bis zum heutigen Tage ist nicht eindeutig klar, was Elektrizität ihrem Wesen nach genau ist. Man vermutet, es habe etwas mit wandernden Elektronen zu tun, aber: Nichts Genaues weiß man nicht. Tut mir leid, ich muß hier passen.

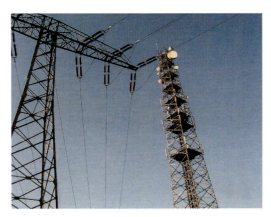

Hochspannung

Beginnen wir also ganz von vorne und stellen zunächst einmal sachlich fest, daß *Elektro-Smog* ein doppelt-gemoppeltes Kunstwort ist, das von der Sensationspresse für ihre reißerischen Zwecke gemünzt wurde. Ursprünglich leitete sich „Smog" von den englischen Worten *smoke* (Rauch) und *fog* (Nebel) ab und entstand, als in den 60er Jahren des letzten Jahrhunderts bei einer wochenlangen Schlechtwetterlage in London Tausende an der Luftverschmutzung starben. Danach wurden die damals geltenden innerstädtischen Grenzwerte für Luftverunreinigung für zu hoch befunden und drastisch herabgesetzt.

Als in den Siebzigern langsam aber sicher unsere gute alte Elektrizität immer mehr in den häßlichen Verdacht geriet, Krankheiten zu verursachen, wurde daraus von Journalisten der physikalisch unpassende, aber sehr plakative Begriff „Elektrosmog" geprägt. Schließlich sollte damit so etwas wie „elektrische Ausdünstungen" charakterisiert werden. Dieses Schlagwort sagt wie alle anderen auch alles und gar nichts, denn es zielt ja vor allem auf die Ängste seiner Leser ab. Aber da wir momentan noch keinen besseren „terminus technicus" haben, werde ich ihn vorläufig als „Überbegriff" verwenden.[71] Ich habe eine einfache Definition zum Thema gefunden, die ich hier vorstellen möchte:

Elektro-Smog (gr.-engl.), *Bezeichnung für unerwünschte elektromagnetische Strahlung in der Nähe von Kraftwerken, Stromleitungen, Mobiltelefonen, Mikrowellen, Stromschienen, Funkgeräten, Sendern u. a. Es spricht viel dafür, daß ein Übermaß dieser Strahlung gesundheitsschädlich ist. Mit Elektrosmog-Verordnung vom 1.1.1997 wurden daher in Deutschland Grenzwerte für entsprechende Emissionen festgelegt.*[72]

Wir sehen schon anhand der kargen (Reiz-)Worte, worum es sich dreht: um unerwünschte gesundheitliche Gefährdung durch den Gebrauch von Elektrizität. Dazu muß man Folgendes wissen: Sobald Strom erzeugt, bewegt oder verbraucht wird entstehen zwangsweise *elektrische Felder* so wie Abgase bei der Nutzung von Autos. Sie sind so eine Art „technisches Abfallprodukt", das uns überall im

Alltag begleitet, sobald irgendein Gerät an einer Stromzuführung betrieben wird, also selbst dann, wenn es nicht aktiv benutzt wird (Standby).

Je nach Stromstärke und -geschwindigkeit variieren Feldgröße und -stärke beachtlich. Auch die Qualität des Transports (Leitung und Erdung) hat großen Einfluß darauf. Es ist in der Tat elektrobiologisch gesehen ein ziemlicher Unterschied, ob ich im vergammelten Sozialsilo unter einer durchhängenden Überlandleitung mit zigtausend Kilowatt Leistung hause oder neben einer sauber installierten Straßenlaterne im Biohaus residiere. Unter anderem auch deshalb, weil dummerweise bei de facto fließendem Strom, also dem, der von einem „Verbraucher" (zum Beispiel Lampe, PC etc.) abgenommen wird statt lediglich „anzuliegen", zusätzlich noch ein *magnetisches Feld* entsteht, das laut physikalischer Theorie einen Winkel von 90° zum elektrischen bildet. Das sieht dann, selbst wenn es vermutlich nur unter abgeschotteten Laborbedingungen erreicht wird, im Idealfall so aus:

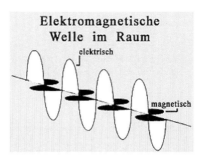

Welle im Raum

Doch was habe ich mir unter diesem „elektrischen/magnetischen Feld" vorzustellen? Die Physik definiert es folgendermaßen:

Feld – *Raum, in dem Gravitations-, elektrische oder magnetische Kräfte wirksam sind. Als Feldstärke in einem Punkt des Feldes be-*

zeichnet man das Verhältnis der dort wirkenden Kraft zu der Größe, die mit der das Feld verursachenden Größe in Wechselwirkung steht. So kann die elektrische Feldstärke (Abkürzung E) als Quotient aus der in einem elektrischen Feld auf eine kleine positive Ladung wirkenden Kraft und dieser Ladung definiert werden. Felder können anschaulich durch Feldlinien dargestellt werden, das heißt durch Kurven, deren Tangenten in jedem Punkt mit der Kraftrichtung zusammenfallen.[73]

Gut, zugegebenermaßen bringt uns das noch nicht viel. Deshalb erkläre ich es im folgenden Kapitel mit meinen eigenen wohlgesetzten Worten.

Ist Strom immer gleich Strom?

„Jedes elektromagnetische Feld, das unsere Geräte erzeugen, enthält Energie. Die Fernsehbilder in unserem Wohnzimmer kommen dadurch zustande, daß die Energie des vom Sender ausgesandten Signals in der Antenne in elektrische Energie umgewandelt wird. Beim Fernsehen empfängt unser Körper dieselbe Energie, aber darüber hinaus auch die von allen anderen Fernsehstationen, von Rundfunksendern auf UKW und Mittelwelle, von Kurzwellensendern, Radargeräten, Starkstromleitungen und anderen Quellen. Zum gegenwärtigen Zeitpunkt gibt es kein Fleckchen Erde, das nicht elektromagnetisch verseucht wäre."

Robert O. Becker (geb. 1923), Wissenschafter, Mediziner[74] und „Vater der Elektrobiologie"

Die klare Antwort ist: Nein. Man muß sich von der naiven Vorstellung verabschieden, daß Strom gleich Strom ist, denn prinzipiell gibt es zwei elektrischen Modalitäten und zwar

- *Gleichstrom*, der immer nur in eine Richtung fließt (statisch) und
- *Wechselstrom*, dessen Richtung (und Stärke) sich mit einer bestimmten Frequenz periodisch ändert (dynamisch).

Gleichstrom wurde 1879 von Thomas Alva Edison,[75] der auch gleich das erste Elektrizitätswerk der Welt betrieb, in Form des Dynamos[76] erfunden. Der Wechselstrom wurde etwas später vom Experimentalphysiker Nikola Tesla[77] beigesteuert, weil beim großflächigen Transport von Gleichstrom zu große Energieverluste auftreten, um ihn für große Abnehmer wie etwa städtische Einrichtungen – das war seinerzeit New York City – wirtschaftlich interessant zu machen. Aber egal welcher Stromtyp gerade favorisiert wird: Seine reine Existenz garantiert uns beim Verbrauch elektrische und magnetische (Gleich- und Wechselstrom) Felder und somit unerwünschten Elektrosmog, da beißt die Maus keinen Faden ab.

Und jetzt dazu endlich auch ein praxistaugliches Beispiel: Wenn ich eine Batterie in meine Taschenlampe stecke, berührt sie mit dem Plus-Pol das Birnchen, das von einer Metallhülse gehalten wird. Die andere Batterieseite, der Minus-Pol, berührt diese Hülse ebenfalls am Boden. So entsteht örtlich begrenzt ein statisches („nicht bewegtes") elektrisches Feld. Die Stärke dieses („technisch" genannten) Feldes hängt von Batteriestärke und Abstand zwischen dem von beiden Polen berührtem Metall ab. Das ergibt die Feldstärke E.

Obwohl überhaupt noch kein Strom fließt, haben wir also bereits ein elektrisches Feld! Schließen wir unseren Stromkreis indem wir die Taschenlampe einschalten, „fließt die elektrische Ladung", und es entstehen zusätzlich noch magnetische Felder. Diese magnetische Flußdichte mißt man (für die Wissenshungrigen unter uns) in Ampere pro Meter (A/m^2) oder nach dem Wechselstromerfinder in Tesla (T).

Anders ausgedrückt: Es werde Licht, und es wurde Elektrosmog!

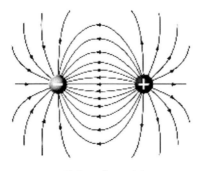

Elektrisches Feld

Und weil es so schön war, noch ein klassisches Beispiel hinterher, über das laut Mark Twain[78] zwar alle schimpfen, aber gegen das keiner etwas tut: das Wetter. Die Ladung der Wolken ist plus (+), die der Erde zumeist minus (–).[79] Man muß sich das jetzt wie bei einem Staudamm vorstellen, hinter dessen Mauern riesige Wassermassen aufgestaut sind: Je mehr Wasser und je höher dessen Stand, desto größer wird natürlich der Druck auf den Damm. Das (Spannungs-) *Potential* ist folglich groß. Öffnet sich eine zu kleine Schleuse, sucht das Wasser mit Gewalt den Ausgleich zum tiefer liegenden leeren Becken. Je tiefer das liegt, desto höher der Andrang der Fluten.

Diesen Zustand von aufgestautem Druck, der zielgerichtet unbedingt seinen Ausgleich sucht, nennt man *Spannung*. Wenn also eine genügend große Spannung V, nach Alessandro Volta[80] in *Volt* gemessen, zwischen Atmosphäre und Erdoberfläche herrscht, zischen die donnernden Blitze zur ableitenden Erde. Wenn ich jetzt ein Kabel als „Leiter" zur größeren Sicherheit bei Kurzschlüssen nutze, zum Beispiel einen Blitzableiter auf dem Dach, kann der überschüssige Strom zur Erde fließen, das Haus ist „geerdet". Es gibt Materialien, die Strom besonders gut (Wasser, Metalle) oder auch gar nicht weiterleiten (Holz, destilliertes Wasser). Manche haben eine Zwischenstellung, das sind die so genannten *Halbleiter*.

Artverwandtes kennen wir vom Verlassen unseres PKW: Wir kriegen einen „gewischt". Durch das Fahren wurden die Karosserie des Autos und somit auch wir elektrisch aufgeladen. Das geschieht teilweise aufgrund der Reibung der Reifen als auch des Fahrtwindes. Zusätzlich tragen dazu unsere Reibebewegungen auf den Plastiksitzbezügen unter heimeligem Synthetikhimmel im Plastikumfeld bei. Verlassen wir am Fahrtziel endlich unser Fahrzeug, kommt es wieder mal zum berühmt-berüchtigtem Potentialausgleich: Man hört ihn zischend knistern. Übrigens kann man ihn ab 3.000 Volt aufwärts in Form von Funken sogar sehen. Im Organismus provozieren diese gespeicherten Spannungen Ladungsumverteilungen, Ströme und Spannungsabfälle mit vielfältigen gesundheitlichen Spätfolgen.

Natürlich sind Reibung und Plastik nicht die einzige Quelle für solche *elektrostatischen Felder* (EGF). Beschichtungen, Lacke, Schaumgummi, Badezimmervorhänge, Schmusetiere und ähnliches verursachen sie auch. Bildschirme sorgen ebenfalls dafür, daß die letzten verbliebenen Haare sich ruckzuck aufstellen, wenn man ihnen zu nahe kommt. Andere Quellen sind sanfte Bewegungen trockener Raumluft, die durch Fußbodenheizungen und ähnliches ausgelöst werden.

Klar dürfte mittlerweile auch sein, daß zum Beispiel durch mit Gleichstrom fahrende Straßenbahnen *magnetische Gleichfelder* (MGF) entstehen. Vor allem ist aber Stahl ein großer Verursacher, da er bei der Verarbeitung fast immer mehr oder weniger magnetisiert wird. Wir finden folglich solche Felder gerade auch in Federkernmatratzen und Sprungfederrahmen, Fitneß-Geräten, Stahlbetonmauern und so weiter. Es gibt eine ganz billige und einfache Methode, sie zu entdecken: Wenn der Kompaß[81] mehr als 2° von Norden abweicht, haben wir ein statisches Feld, welches das natürliche Magnetfeld der Erde verzerrt. Und dem sollten wir zumindest nachts immer ausweichen. Sicher ist sicher.

Wir merken uns:
- Ohne Strom kein Feld! Ohne Feld kein Elektrosmog. Ohne Elektrosmog kein Leiden!

Oder präziser:
- Ohne Elektrosmog würden viele unserer Beschwerden ganz schnell von alleine verschwinden.

Zum Warum komme ich noch ausführlich. Es gibt mittlerweile ein eigenes wissenschaftliches Forschungsgebiet, das sich ausschließlich mit den Wechselwirkungen zwischen technischem Strom und Organismen beschäftigt, das ist die Elektrobiologie, ein relativ neues Fachgebiet der Medizin.

Wechselstrom, und schon ist alles im Fluß

„Toxische Belastungen gehören zu den häufigsten Ursachen von Krankheit und eingeschränkter Heilung. Neben den Giften bereiten uns zunehmend physikalische Energien große Sorgen, wobei die elektromagnetische Belastung der Umwelt die signifikanteste Form ist, die der Mensch in diesem Jahrhundert hervorgebracht hat. Sie ist besonders gefährlich. Toxine, egal ob stofflich oder energetisch, können die DNA schädigen, die Abwehrkräfte schwächen und die Entwicklung von Krebs und anderen Krankheiten fördern. Bemerkenswert ist die Trägheit, mit der Mediziner und Wissenschaftler Interesse für diese Thematik entwickeln. Hier droht eine der größten Gefahren für die Gesundheit und für das Wohlergehen der heutigen Welt."

Prof. Dr. Andrew Weil, Mediziner und Pharmakologe, Harvard Universität

Wir haben beim Wechse*lstrom* einen *Plus-Pol*, von dem der Strom zum *Minus-Pol* fließt.[82] Dabei wechselt er in Europa unaufhörlich 50-mal pro Sekunde die *Polarität*,[83] daher auch sein Name „Wechselstrom".

Jeder dieser Richtungswechsel ist ein elektromagnetischer Energieimpuls, dessen Häufigkeit (*Frequenz*)[84] man nach dem deutschen Physiker Heinrich Hertz (Hz) benennt. Techniker sprechen folglich beim Hausstrom von einer „Frequenz von 50 Hz", die er allerdings aufgrund von Schwankungen („Stromspitzen") im öffentlichen E-Netz nur ungenau einhält. Als Folge dieser unaufhörlichen Schwingungsimpulse baut sich in jeder Sekunde 50-mal ein *elektrisches* (EWF) und damit gleichzeitig auch *magnetisches Wechselfeld* (MWF) auf, das abwechselnd ein positives und negatives Feld erzeugt.[85] Man muß sich das als eine hin und her schwingende („oszillierende") Welle vorstellen, deren oberer Teil plus und deren untere Hälfte minus ist. Unter 30.000 Impulsen pro Sekunde (30 kHz) spricht man von *Niederfrequenz* (NF), bei mehr von *Hochfrequenz* (HF).

Zwischen beiden bestehen physikalische und praktische Unterschiede, die auch für uns interessant sind. Niederfrequenter Wechselstrom ist in aller Regel Hausstrom.[86] Zum Transport ist er an Objekte gebunden, zumeist lange Kabel (auch Leitungen genannt). Geschwindigkeit und Menge der transportierten Energie bestimmen die *Feldstärke* E. In unserem Fall haben wir es also buchstäblich mit „hausgemachtem" Elektrosmog zu tun. Außerdem lassen sich die Felder zusätzlich in elektrische und magnetische Qualitäten unterscheiden, etwas, was bei der Hochfrequenz nicht mehr sauber funktioniert. Hier verschmelzen beide,[87] und man spricht folglich präziser von *elektromagnetischen* Feldern.

Techn. Felder	Entstehen und Vorkommen	Biologische Effekte
EGF Elektrische Gleichfelder (statisch)	Durch Berührung und Reibung zweier nicht leitender Stoffe (z.B. Schuhsohlen und Teppich) entsteht eine Induktion elektrischer Ladungen und Ströme.	Verursachen Ladungspolarisationen im Körper; Verschiebungs- und Entladungsströme. Folgen: Schreck, Schock (für Kreislauf, Herz), Kribbeln, „Haare stehen zu Berge". Zus. sekundäre Auswirkungen durch Staubverfrachtungen und Großionenbildung.
EWF Elektrische Wechselfelder (dynamisch)	Durch Wechselstrom verursachte technische Störstrahlung (Haushaltsstrom und Hochspannungsleitungen, HF-Sendeeinrichtungen wie z.B. Radar, Telefone, Radio etc.) Je höher die Frequenz, desto größer die Energiemenge der Photonen.	Erzeugen Drehbewegungen von Dipolen (Wasser, Proteine); lassen Reizströme fließen. Sie stören die biologische Informationsübertragung der Nervenzellen, weil sie oft im Bereich der Organfrequenzen liegen. Erwärmung von Gewebe ist möglich.
MGF Magnetische Gleichfelder (statisch)	Feldlinien technischer Dauermagnete (z.B. Lautsprecher); Straßenbahnen fahren mit Gleichstrom. Inhomogene Felder im Gegensatz zum Erdmagnetfeld.	Einfluß auf die Orientierung von magnetischen Dipolen (Spins), also direkt auf die Zellstruktur. Hohe Intensitäten führen zu Veränderungen der Durchblutung und normalen Nervenimpulse. Die Wirkungen durch Langzeitexposition wurden nie untersucht.
MWF Magnetische Wechselfelder (dynamisch)	Entstehen bei Verbrauch niederfrequenten Stroms. In der Hochfrequenz sind elektrische und magnetische Eigenschaften schwer zu trennen, deshalb spricht man vereinfachend von elektromagnetischen Feldern.	Wirbelströme im Körper und Drehbewegungen von Dipolen. Im Tierversuch: Reizungen und Wärme; Herzrhythmusstörungen durch Fehlentladung der Nerven; Eiweißgerinnung in Blut und Augen; Mißbildungen

Die Qualität der Stromführung (Erdung vor allem) und der direkte Abstand zwischen stromzuführenden und stromableitenden Kabeln nehmen zusätzlich entscheidenden Einfluß auf die Größe des entstehenden Störfeldes. Der Grund liegt darin, daß, wie wir bereits wissen, magnetische Felder im 90° Winkel zu den elektrischen stehen. Je nach Kabelführung etc. können sie sich also (un-)günstig beeinflussen.

In der Praxis bedeutet dies ganz einfach, daß elektrische und magnetische Felder mehrerer benachbarter Leitungen sich gegenseitig aufheben oder unangenehm verstärken können. Diese Erkenntnis wird gerade bei Starkstrom-Oberleitungen genutzt, indem man die Kabel „verdrillt", also sozusagen mit einander verzwirnt. Auch gibt es isolierende Schutzkabel, die unsere technischen Felder regelrecht einsperren. Bei einem Neubau wäre dies in jedem Fall die Empfehlung der Wahl.

Für uns als Betroffene bedeuten diese Erkenntnisse, daß nicht in jedem Falle Felder gefährlichen Ausmaßes entstehen müssen. Man kann nichts allgemeinverbindlich „hochrechnen", also von einer Steckdose auf alle anderen im Haus schließen, sondern muß alles individuell vor Ort meßtechnisch beurteilen. Ein kleines Deckenlämpchen macht keinen großen Elektrostreß. Es hat weniger gesundheitliche Einflußnahme als zum Beispiel ein mittelgroßes „Trafohäuschen" vor der Haustür.

Da hier jedoch zumeist eine erstklassige Verkabelung die Norm ist, sind nicht unbedingt die klassischen Felder das Problem, sondern eher die durch deren *Oberwellen* aufgebauten starken magnetischen Störfelder. Ähnlich wie sich in der Musik Obertöne auf einem Grundton aufbauen, handelt es sich bei den Oberwellen im E-Netz um ganzzahlige Entsprechungen der Grundzahl (hier 50 Hz), also 100 Hz, 200 Hz und so weiter. Sie können in ihren biologischen Auswirkungen bis zu einigen hundert Metern Abstand stören, sind aber meßtechnisch nur schwer nachweisbar, nicht zuletzt, weil aufgrund ihrer geringen Intensität kaum jemand auf sie achtet.

	Gemessen als	Maßeinheit	Physik	Vergleichbar mit
Spannung	Elektrische Spannung	Volt	V	Wasserdruck in einer Rohrleitung
Stromstärke	Elektrische Stromstärke	Ampere	A	Rohr durchlaufende Wassermenge pro Sekunde
Frequenz	Frequenz	Hertz	Hz	Schwingungsanzahl pro Sekunde
Elektrisches Feld	Elektrische Feldstärke	Volt pro Meter	V/m	entsteht durch elektrische Ladungsunterschiede
Magnetisches Feld	Magnetische Flußdichte	Tesla	T	entsteht durch bewegte elektrische Ladungen
Leistung	Elektrische Leistung	Watt	W	Produkt von Spannung und Stromstärke
Elektromagnetische Wellen	Leistungsflußdichte	Watt pro Quadratmeter	W/m^2	Strahlungsleistung relativ zur bestrahlten Fläche

Eisenbahnanlagen und andere Schienenfahrzeuge verursachen oft massive Elektrosmogfelder, die je nach Erdungsqualität der Gleise in extremen Fällen noch in einigen Kilometern nachweisbar sein können. Der Grund liegt in dem großen Abstand zwischen stromführender Oberleitung (+) und stromableitenden Schienen (–).

Die Deutsche Bahn (DB) fährt zu allem Überfluß auch noch mit einer Frequenz von 16,67 Hz, einer Frequenz im Bereich unserer Hirnströme! Man beobachtete deshalb in den 70er Jahren nach der Umstellung von Diesel auf Elektrizität unter anderem schwerste Depressionen und auch Krebs bei Bahnanliegern. Ähnlich wie auch bei Hochspannungsleitungen direkt über dem Hausdach kann in solchen Fällen oft nur durch gezielten Wohnungswechsel Abstand eingehalten werden.

Hausgemachte Probleme – Technische Strahlungen

Gehirnwellenband	Frequenzbereich	Bewußtseinszustand
Delta	1 - 3 Hz	Tiefschlaf, Koma
Theta	4 - 7 Hz	Hypnose, Trance, Traumschlaf
Alpha	8 - 13 Hz	Entspannter Zustand, Meditation
Beta	14 - 40 Hz	Tagesbewußtsein

Transformatoren („Trafos")[88] finden wir nicht nur auf der Straße, sondern vor allem auch im Haus. Ihre Aufgabe ist es, die Spannung des Hausstroms von 230 V auf zum Beispiel 12 V Niederstrom herunter zu transformieren. Aquarienpumpen, Bürogeräte, Fernseher, Küchenmaschinen und so weiter und so fort, alles funktioniert mit Hilfe von kleinen Trafos, die zumeist im Gehäuse versteckt sind. Moderne Mini-*Halogenlampen*, deren großzügige Kabelführung manchmal durch alle Zimmer führt, werden so ebenfalls gespeist.

Leider produzieren Trafos sehr starke elektrische und magnetische Felder bis hin zu 1.000 nT. Pikanterweise werden sie in der Regel auch nicht mit dem Licht der Lampe abgestellt, sondern verbleiben im *Stand-by* Betrieb.[89]

Deshalb ist bei ausgeschalteten Tischlampen der Standfuß oft warm, und unser Stromzähler rotiert, obwohl wir nach bestem Wissen und Gewissen keinen Strom verbrauchen. Hinsichtlich all der dafür benötigten Verkabelung gilt stets und ohne Ausnahme die simple Gleichung: Kabelsalat = Wellensalat! Also alles, was unbedingt benötigt wird, möglichst kurz und geordnet halten. Tja, und gemeinsam gleichzeitig abschalten!

Guter Rat muß zum Glück nicht immer teuer sein: Alle E-Smog trächtigen Geräte werden in eine Steckleiste[90] eingesteckt, so daß sie bei Bedarf alle gleichzeitig abgeschaltet werden können. In diesem Fall sollte eigentlich nur das Kabel zwischen Wand und Schalter in der Leiste unter Strom stehen, das heißt, das Feld ist klein. Leider ist das aber selbst oft nicht so einfach, wie es klingt. Wer schon einmal in eine handelsübliche Steckdose geschaut hat, weiß, daß dort zwei Löcher sind. Dahinter liegt je ein Kabel, und zwar einmal die „Phase", die Strom hinführt[91] und das andere, das ihn ableitet. Im Normalfall gibt es noch in der Dose selber ein Drittes, die oben erwähnte Erde.

Wenn ich jetzt zum Beispiel den Stecker einer Lampe in die Steckdose drücke, besteht theoretisch eine 50:50 Chance, daß das stromableitende Lampenkabel (–) auf den Plus-Pol der Steckdose trifft. Und das kann entscheidend für Ihre Schlafqualität sein, denn da nur das stromführende Kabel unterbrochen wird, läuft der Strom erst durch die ganze Lampe, bevor er am ausgeschalteten Schalter unterbrochen wird und von da aus wieder zurück zur Erde.

Andere Länder sind in diesen Dingen wesentlich fortschrittlicher und verbraucherfreundlicher: In England und Frankreich zum Beispiel haben Steckdosen drei Löcher, der Stecker paßt also nur in einer einzigen Stellung und ist demzufolge immer richtig gepolt. Ob der Stecker hierzulande richtig herum in der Dose sitzt, kann man leider nur mit den geeigneten Meßgeräten herausbekommen. Der ganze Aufwand ließe sich aber auf Herstellerseite von vorne herein gründlich vermeiden: durch die technische (zweipolige) Unterbrechung beider Kabel im Schalter. Aber angeblich, so wird hier argumentiert, seien die dadurch entstehenden Mehrkosten nicht durch einen etwas höheren Preis zu rechtfertigen. „Geiz ist eben geil", eine allseits beliebte „Ursünde" wird legitim, und eine degenerierte Volksgesundheit mutiert konsequent zum nationalen Trumpf.

So weit so schlecht. Ich möchte niemanden durch üppige Ausschweifungen in alle möglichen Quellen hausgemachten NF-E-Smogs langweilen und denke, ich habe mein Ziel der Sensibilisierung für derartige Gesundheitsbelastungen etwas geschärft. Denn Eines muß uns wirklich klar sein: Anfang und Ende sind nicht abzusehen, solange wir nicht das gesamte Hausnetz abschalten. Und wer will und kann das schon? Nicht einmal ich, es müssen dringend andere Lösungen her. Dazu kommen wir noch.

Wellensalat pur –
Wie man uns gezielt heim funkt!

"Der Wettbewerb zwingt zur Erschließung neuer Märkte. Das Ziel muß die Umwandlung aller Gesunden in Kranke sein, also in Menschen, die sich möglichst lebenslang sowohl chemisch-physikalisch als auch psychisch für von Experten therapeutisch, rehabilitativ und präventiv manipulierungsbedürftig halten, um ‚gesund leben' zu können. Das gelingt im Bereich der körperlichen Erkrankungen schon recht gut, im Bereich der psychischen Störungen aber noch besser, zumal es keinen Mangel an Theorien gibt, nach denen fast alle Menschen nicht gesund sind. Fragwürdig ist die analoge Übertragung des Krankheitsbegriffs vom Körperlichen auf das Psychische."

Deutsches Ärzteblatt (2002)[92]

Ein bißchen haben wir ja bereits von der Hochfrequenz gehört. Jetzt, da wir zum „Funksmog" kommen, wollen wir unsere diesbezüglichen Kenntnisse etwas vertiefen. Bei weniger als 30.000 Impulsen pro Sekunde (30 kHz) spricht man, ich sagte es bereits, von *Niederfrequenz* (NF), bei mehr von *Hochfrequenz* (HF).[93] Da diese Wellen mit Lichtgeschwindigkeit[94] durch den Weltraum reisen, entspricht 1 Hz einer Wellenlänge von circa 300.000 km. Mit zunehmender Frequenz wird die Wellenlänge immer kürzer, was zu den vom Kofferradio bekannten Bezeichnungen für „Langwelle" (LW), „Mittelwelle" (MW), „Kurzwelle" (KW) und „Ultra-Kurzwelle" (UKW) führte. Strahlungen noch höherer Frequenzen werden aus demselben Grund als Mikrowellen[95] bezeichnet, denn ihre Länge ist teilweise im Millimeterbereich angesiedelt.

Eine elektromagnetische Welle ist also eine direkte Energieübertragung in Ausbreitungsrichtung durch den Raum. Die simple Faustregel lautet dabei: Je höher die Frequenz, desto kürzer die Wellenlänge, aber um so größer ihr Energiepotential[96] und damit die Auswirkung

Funklos glücklich!

auf biologische Systeme. Letztere nennt man, wie sollte es anders sein, *Funksmog*.

Seit 1992 erreicht er mit dem Ausbau der Funktelefonnetze exorbitante Ausmaße, die er jährlich locker überbietet, weil immer mehr Sendenetze in immer noch höheren Frequenzbereichen dazu kommen. Zur Zeit (2006) wäre das vor allem Tetra, das schicke digitale Funknetz der deutschen Polizei. Da die berufsbedingt den Kriminellen gerne in jedem verdächtigen Kellerloch kräftig heimfunken möchte, ist es besonders rabiat ausgelegt und überall meßtechnisch nachweisbar. Inzwischen kommt ein neues hinzu, das vor allem das regionale Umland mit dem fürs Internet benötigten DSL-Anschluß beglücken soll. Die in Großstädten zumeist vorhandenen Glasfaserkabel fehlen hier der Infrastruktur völlig, und so wird man sich bald funktechnisch bei einer Frequenz von gut und gerne 3,5 GHz über Entfernungen von bis zu 40 km ins Web „einloggen" können.

Wie man sieht, findet im hochfrequenten Bereich hauptsächlich Informationsübertragung statt. Dazu nutzt man eine elektrische (Träger-)Welle einer definierten Frequenz, um auf ihr Botschaften zu transportieren (ähnlich einem Fluß, der ein Schiff trägt). Läßt man diese Welle so wie sie von Gott geschaffen wurde, nennt man sie *analog*, ändert man sie dahingehend ab, daß Signale beziehungsweise Schwingungen ausschließlich durch Zahlen dargestellt werden, so bezeichnet man sie als *digital*.

So wird zum Beispiel die kontinuierliche Schwingung eines Bild- oder Tonsignals in schneller Folge abgetastet, anschließend die jeweilige Höhe der Schwingung an der betreffenden Stelle gemessen und durch rasch aufeinanderfolgende Zahlenfolgen – meist in binärer Form durch 0 und 1 – dargestellt. Zur Speicherung oder Übertragung des Signals werden dann ausschließlich diese Zahlenfolgen verwendet. Fernsehbilder werden also wie Computerdaten übermittelt. Da die hergebrachten Fernsehgeräte digitale Signale nicht umwandeln können, müssen diese mittels eines Empfängers wieder in analoge zurückgewandelt werden.

So ähnlich erging es uns ja auch mit der guten alten Schallplatte: Die schwarzen LPs (Erinnern Sie sich noch?) waren analoge Aufnahmen, denn man schnitt die vorgetragene Musik einfach auf einem Band mit. Bei den CDs wird die aufgenommene Klangwelt anschließend „digitalisiert", also ihre Informationen in Eins und Null zerlegt, was technische und akustische Vorteile bietet.[97] Wir können aber weder 1 noch 0 hören, folglich müssen die Stereolautsprecher die Bits zurückverwandeln: Die Musik wird wieder analog.

Das Aufbringen von Information auf eine elektromagnetische Welle nennt man *Modulation*. Vereinfachend gesagt gibt es drei Arten technischer Modulation, die alle verschiedene Vorteile haben und folgendermaßen genutzt werden:

1. Amplitudenmodulation (AM), genutzt für Radio und Fernsehen[98]

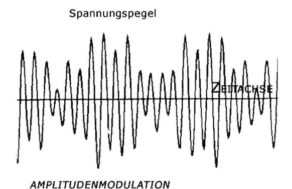

AMPLITUDENMODULATION

2. *Frequenzmodulation* (FM), genutzt für Radio, Handfunkgeräte, Fernsehen[99]

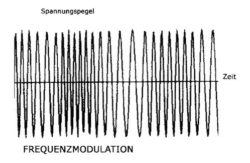

FREQUENZMODULATION

3. *Pulsmodulation* (PM), genutzt für Telefon, Radar, Richtfunk etc. pp[100]

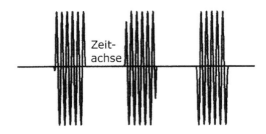

Gepulst bedeutet, daß die Information, wie zum Beispiel beim heimischen DECT-Schnurlostelefon, in 100 Teile pro Sekunde zerhackt wird. Der Vorgang ist also vergleichbar mit dem Verschießen von Schrot anstelle einer einzigen Kugel, allerdings je nach Verwendung bis zu einigen Milliarden Mal in der Sekunde. Biologisch wirksam ist beides, kein Zweifel! Doch woran würden Sie lieber erkranken? Kommen Sie mir jetzt bitte nicht mit dem „kleineren Übel"!

Und genau hier beginnen die wissenschaftlichen und politischen Querelen um mögliche Gefahren für Leib und Leben. Man akzeptiert definitiv die *thermische* Konstante der HF-Strahlung, die der Erwärmung. Beim Mikrowellenherd wird sie ja schließlich weidlich genutzt, die Grillhähnchen lassen grüßen. Lediglich auf diesen einen, allgemein anerkannten „thermischen Effekt" also zielen die existierenden *Grenzwerte*. Zu denen gibt es im Grunde nicht viel zu sagen, außer daß sie von Industriegremien unter exakten Laborbedingungen ermittelt werden und folglich mit den vorherrschenden Gegebenheiten des wirklichen Lebens ziemlich wenig gemein haben.[101] Außerdem werden sie sicherheitshalber möglichst hoch angesetzt, damit man sie wie bei der Londoner Luftverschmutzung im Falle einer Katastrophe immer noch senken kann, um damit gleichzeitig der öffentlichen Diskussion, um die allgemeine Gefährdung (durch wen auch immer) elegant auszuweichen.[102]

Außerdem können Leidtragende nur schlecht gegen eine bestehende Gesetzgebung klagen, die so oder so „wissenschaftlich" abgesegnet wurde. Dazu müßten sie nämlich ihre erfolgte Schädigung vor Gericht beweisen, und zwar wissenschaftlich und zweifelsfrei (also zu den Bedingungen ihrer Gegner), was keiner Bürgerinitiative finanziell möglich ist. Grenzwerte dienen also immer den entsprechenden Betreibern egal welcher Provenienz, und offene Fragen und berechtigte Zweifel daran werden regelmäßig mit Floskeln wie „es bestünde Forschungsbedarf" abgebürstet. Nur, da die großen Labors der Universitäten sozusagen alle „gesponsert", also fremdfinanziert, werden, findet diese „Forschung" niemals statt oder falls doch, liefert sie, welch Zufall, genau die erwarteten Ergebnisse.

Und überhaupt kristallisiert sich bei jeder Untersuchung eines vor allem klar heraus: „Es besteht noch mehr universitärer Forschungsbedarf!"[103]

Einwirkung auf die Zirbeldrüse	• Reduktion von Melatonin (Schlafhormon) • Reduktion von Serotonin (Glückshormon) • verminderter Schutz der Thymusdrüse • verminderte Bindung von „Freien Radikalen" • reduzierter Immunaufbau. • erhöhte Ausschüttung des Streßhormons Cortisol
Einwirkung auf die Schilddrüse	• Regulationsschwankungen • Entstehung von Über- und Unterfunktionen • dadurch kommt es zur Vergrößerung des Organs • Wechselspiel zwischen Müdigkeit oder Hyperaktivität • psych. Wechselwirkung mit dem Streßhormon Cortisol
vermehrte Bildung „freier Radikalen"	• Zerstörungsgefahr von Zellen und Geweben • Stoffwechselstörungen
Einwirkung auf die Thymusdrüse	• Reduktion ihrer Aktivität • Immunabbau und Gefahr für Tumorbildung
Blutbild	• das Blut verklumpt
Übersäuerung des Blutes	• Freisetzung von Stickoxiden • Azidosestarre • Gefahr von Thrombosen und Herzinfarkt • Sauerstoffmangel für das Gehirn
Wirkung auf die Magnetkristalle	• Einschränkung des Orientierungssinns u. des Gleichgewichts • Vortäuschung eines Tagesrhythmus in der Nacht • Störungen in der Wechselwirkung mit der Zirbeldrüse Reduzierung von Melatonin

Und der besteht in der Tat, denn seit Jahrzehnten mehren sich die Hinweise auf *athermische* Wirkungen, also biologischen (Spät-)Folgen, die durch elektromagnetische Felder ohne Gewebeerwärmung induziert werden. Da hier aufgrund der enormen Verbreitung hochfrequenter Sender ein riesiges Gesundheitsrisiko für die gesamte Öffentlichkeit liegt, werden sie nur unwillig offiziell untersucht und noch weniger öffentlich diskutiert. Die Weltgesundheitsorganisation (WHO) beschäftigt sich zwar manchmal nach reichlich internationalem Druck mit diesem Thema am Rande,[104] läßt aber merkwürdig wenig über kritische Ergebnisse verlauten. Kommt es wirklich mal zu einer gezielten Untersuchung, so haben regelmäßig sachfremde ökonomische Erwägungen ihren Einfluß auf sie, Gesundheit findet nicht statt.

Leider ist es nicht sonderlich schwer, eine vorgeblich „objektive" Darstellung in eine gewünschte Richtung zu manövrieren. Man kann zum Beispiel auf Gefahren hindeutende Daten weglassen oder auch höhere wissenschaftliche Anforderungen an sie stellen als an die, welche das genaue Gegenteil beweisen. So wäre zum Beispiel eine Aussage, daß „es keine Beweise für eine Wirkung gepulster Magnetfelder auf Menschen gibt", dem Wortsinne nach richtig, unterschlägt aber die immer wieder nachgewiesenen Effekte auf ungezählte Labortiere sowie die Tatsache, daß es ja niemals Versuche an Menschen gegeben hat. Und am Abschluß eines solchen Berichts, in der praktischen Zusammenfassung zur „Entscheidungsevaluierung", tauchen viele Daten des Hauptberichts einfach nie wieder auf.

Die Empfehlungen solcher Experten lauten meist stereotyp, es läge möglicherweise ein gewisses (Rest)Risiko vor, aber das wöge wohl entsprechend dem jetzigen Wissensstand kaum schwer genug, um nicht in der beabsichtigten Richtung weiterzumachen, außerdem gefährde man ohne eine ausreichende Planungssicherheit auch dringend benötigte Arbeitsplätze. Und, weil man sich ja nicht selber das florierende Geschäft kaputt machen will, wird abschließend verlautbart, was wir schon lange geahnt haben: „Es besteht in den nächsten 10 Jahren zusätzlicher Forschungsbedarf!" Deus lo vult![105]

Mal abgesehen vom offiziellen Gemauschel findet noch immer Wissenschaft, die den Namen auch verdient, statt. Und deren Ergebnisse zeigen an, daß die angesprochenen Befürchtungen bezüglich unbekannter gesundheitlicher Auswirkungen durch HF-Befeldung sehr ernst zu nehmen sind.[106] Denn soweit wir heute wissen, und das ist leider gar nicht besonders viel, ist weniger wie zumeist behauptet die hochfrequente Feldstärke als vielmehr die darin enthaltene niederfrequente Modulation biologisch riskant. Und davon ganz besonders die *gepulste Information*. Zum Verständnis einer möglichen Wirkung auf den Organismus hier ein bekanntes Beispiel: Regelmäßig entdeckt man im Zeitungswald die Nachricht, daß bei jungen Leuten in Diskotheken durch das Stroboskoplicht[107] epileptische Anfälle ausgelöst wurden. So ähnlich wie dieses rasante Flackerlicht wirken auch elektrisch gepulste Signale auf unser Nervenkleid. Diesem permanenten Streß ist unser Immun- und Drüsensystem nicht auf Dauer und schon gar nicht über Jahre gewachsen. Man erkrankt irgendwann durch Elektrosmog, ohne ihn rückwirkend als Ursache erkennen zu können, und folglich wird auch nicht zielgerichtet therapiert. Weil niemals eine Ursachenbeseitigung erfolgte, ergibt sich in der Folge oft eine „Regulationsstarre", also eine hartnäckige Therapieresistenz. Und schon dreht sich alles endlos und unglückselig im Kreis.[108] Wir sehen also, daß Handlungsbedarf auf unserer Seite besteht, wenn wir „funklos glücklich" gesund möglichst alt werden wollen. Prävention war ja schon immer ein Kennzeichen eines wachen und selbstverantworteten Geistes.

Häusliche Probleme dank digitaler Dauerbrenner

„Langzeitbelastung kann kritische Wirkungen auslösen. Der Organismus reguliert immer nur eine relativ kurze Zeit gegen, langfristig gibt er auf und Schaden entsteht. Außerdem ist auch beim Funk die Latenzzeit wichtig, ähnlich wie bei Radioaktivität, beim Rauchen oder bei Asbest. Bei Asbest vergehen zwischen dem Reiz, also dem Inhalieren der Fasern, und dem Ausbruch der Krankheit, z.B.

Lungenkrebs, im Schnitt 14 bis 32 Jahre. Das könnte bei Funkbelastungen ähnlich sein."

Prof. Dr. Günter Käs, Radarexperte der Bundeswehruniversität

Zur Vervollständigung einer gediegenen HF-Diskussion sollte man noch wissen, daß das gesamte Frequenzspektrum von Natur aus mit ganz geringen Ausnahmen wie zum Beispiel der Eigenfrequenz der Erde[109] „leer" ist. Lediglich das lebenswichtige sichtbare Licht (10^{14-15} Hz) und die angrenzende Ultraviolett- und Infrarotstrahlung kommen problemlos durch ein „kosmisches Fenster" zu uns durch, der Rest wird (beziehungsweise wurde bisher) zum Beispiel durch die Ozonschicht herausgefiltert. Ein anderes Fenster läßt Strahlungsenergien, die von der Sonne, dem Mond und den Planeten[110] im Mikrowellenbereich emittiert werden, ebenfalls auf die Erdoberfläche passieren. Und das war es „mit lieben Grüßen aus dem Kosmos" auch schon.

Ansonsten haben wir Erdbewohner nichts mit dem unendlichen kosmischen Frequenzspektrum so weit wissenschaftlich bekannt gemein, was überdeutlich anzeigt: Jede hochfrequente Strahlung ist biologisch äußerst riskant, wenn sie nicht genau im Lichtspektrum[111] angesiedelt ist. Interessant ist auch, daß von den sieben Spektralfarben zwei linkspolar (lila, violett), zwei neutral (grün, blau), aber drei rechtspolar (rot, orange, gelb) sind. Ganz besonders Orange wird ja seit Jahrtausenden eine lebensfördernde und -stärkende Wirkung zugeschrieben und ist traditionell die Farbe der hinduistischen Mönchsrobe. Übrigens entwickelte der Liebling aller Kulturbeflissenen Johann W. Goethe die Grundzüge einer noch heute geltenden Farblehre,[112] die er seinerzeit, man höre und staune, auspendelte.[113] Doch wir argwöhnen es schon, von all den technischen Strahlungen entsprechen die allerwenigsten dem natürlichen Lichtspektrum, ganz im Gegenteil: Linkspolarität ist die Regel, und der größte Teil liegt erst gar nicht im lebensspendenden Bio-Frequenzbereich, sondern darunter beziehungsweise falls radioaktiv darüber.[114] Das Spektrum ist derart voller unnatürlicher Funkwellen[115] auf allen Frequenzen, daß Fachleute längst von einer besorgniserregenden „Äthervermüllung" sprechen und sie in ihrer fatalen Auswirkung auf biologische Organismen gleich neben die Wasser- und Luftverschmutzung einreihen.

Monitore, Bildschirmgeräte	3 kHz - 30 kHz
Radio	30 kHz - 300 MHz
Induktionsheizgeräte	0,3 MHz - 3 MHz
Med. Kurzwellendiathermie	3 MHz - 30 MHz
Mobiltelefone, Fernsehen u.ä.	0,3 GHz - 3 GHz
Mikrowellenherd	2,45 GHz
Radar, Kommunikationssysteme	3 GHz - 30 GHz
Sonne	3 GHz - 300 GHz

HF-Felder aus natürlichen Quellen wie z. B. der Sonne ($< 0,01$ mW/m^2) haben eine sehr geringe Leistungsdichte. Technische HF-Felder übersteigen die natürliche Strahlung oft um das zig-Hundertfache.

Bekanntlich bringt der Mensch ja selber das größte Leid über sich, und so mag es kaum verwundern, daß nicht nur außerhalb unserer vier Wände auf Teufel heraus von allen Seiten herumgefunkt wird. Mittlerweile entsteht nämlich oft mehr unerwünschter Funksmog innerhalb als außerhalb des Hauses, weil wir auf die „Segnungen" unserer technischen Zeit hereingefallen sind.

Früher setzte man eine Fernsehantenne aufs Dach und holte sich die gesendeten Signale über die Leitungen hinunter bis ins Gerät. Deshalb, und nicht zuletzt weil analog, war die Sendestrahlung relativ schwach ausgelegt und fiel als krankmachender Faktor auch über Jahrzehnte kaum auf. Doch das änderte sich spätestens als der Boom der Funktelefone 1992 explodierte. Zu den teilweise gigantischen Handy-Sendetürmen mitten im Wohngebiet, die wohlbestückt teilweise eine Höhe von bis zu 30 Metern erreichen, kamen jede Menge „häusliche Funker" hinzu, die zumeist von ihren Besitzern nicht als solche identifiziert werden.

Die hochfrequente Aufrüstung begann ihren Siegeszug in der bis dato heimeligen Küche, also wäre als erster Dauerbrenner der Mikrowellenherd[116] zu nennen. Ursprünglich wurde er von den deutschen Nationalsozialisten zum Einsatz bei mobilen Unterstützungsoperationen während des Rußlandfeldzugs im Zweiten Weltkrieg erforscht und entwickelt. Man konnte sich so viele logistische Probleme sparen und nebenbei den Soldaten zu jedem Zeitpunkt und an jedem Ort warme Nahrung zur Verfügung stellen, die Eigenfrequenz des Wassers[117] macht es (angeblich) möglich. Durch permanenten Feldwechsel innerhalb des Geräts werden dessen Moleküle gezwungen, sich 2,45 Milliarden mal in der Sekunde neu auszurichten. Das wiederum führt dank der molekularen Reibung zur Erwärmung, und so wird das bestrahlte Essen durch die Mikrowellen buchstäblich von innen nach außen erwärmt. Damit ist jedoch die Theorie, nach der die Wärmewirkung dadurch entsteht, daß die Mikrowellen Körpermoleküle in Schwingungen versetzt, die gerade so stark sind, daß sie in direkter Resonanz zur verwandten Wellenlänge gehen, hinfällig; denn es handelt sich ja in Wirklichkeit um eine Beschleunigung der Bewegung der Wassermoleküle im Nahrungsmittel. Letztere sind allerdings viel zu klein, um mit Mikrowellen in Resonanz zu gehen und reagieren am besten auf Infrarotstrahlung, deren Wellenlängen sehr viel kürzer sind. Aber wollen wir nicht überkritisch sein, denn irgendwie wird der Fraß ja nachweislich warm, und ich möchte meine Leser nicht mit unbequemen Fakten konfrontieren, denn das tut ja sonst auch kaum jemand.

Jedenfalls bleibt zum Beispiel Porzellan, das kaum Wasser enthält, in der „schnellen Welle" genauso kalt wie ein Gourmet angesichts des faden „Geschmacks". Das alleine hätte man ja auf dem Schlachtfeld noch goutieren können, aber die Forschungsresultate zeigten das damit verbundene Gesundheitsrisiko, worauf die Herstellung und der

Gebrauch von Mikrowellenöfen im ganzen Reichsgebiet verboten wurden. Und den Lenkern des „real existierenden Sozialismus" war das auch bestens bekannt, denn vor der Grenzöffnung 1989 galt in der DDR aufgrund einer Verordnung des Ministerium für Gesundheitswesen zum Beispiel für Schwangere und Stillende das Verbot, sich am Arbeitsplatz höheren Werten als 1 µW/cm² auszusetzen.[118] Wohnbezirke durften ebenfalls nicht kräftiger bestrahlt werden und Tiere, an deren Aufenthaltsort dieser Wert überschritten wurde, waren von der Zucht ausgeschlossen,[119] während jetzt im gesamten großdeutschen Bundesgebiet weit höhere Strahlungsintensitäten erlaubt sind.[120] Warum waren die Grenzwerte in der DDR Tausendfach niedriger? Ganz einfach: Weil man über viele Jahre hinweg betriebsmedizinische Untersuchungen[121] durchgeführt hatte und dabei festgestellt worden war, daß Beschäftigte, die Mikrowellen auf der Arbeitsstelle ausgesetzt waren, krank wurden.

Wir erinnern uns, daß Wasser ein erstklassiger elektrischer Leiter ist. Also übernimmt das im Mikrowellenherd erwärmte Essen die Qualität der technischen Strahlung, die zusätzlich Geschmack und Nährwert gründlich zerstört. Doch leider wird nur über die „Leckrate" öffentlich diskutiert, also wie viel hochfrequente Strahlung aus einer „schnellen Welle" ohne die Gesundheit zu gefährden austreten darf. Und dafür gibt es mal wieder gesetzliche Grenzwerte, die spätestens im Gaststättengewerbe zur Makulatur werden, denn es wird nur die momentane Strahlungsintensität begrenzt, nicht jedoch die insgesamt über einen Tag aufgenommene Strahlungsmenge.[122] Aber die ist biologisch entscheidend! Es hat sich doch schon lange herumgesprochen, daß täglich ein bißchen Gift auf die Dauer gesehen auch eine häßliche Nebenwirkung hat, todsicher.[123]

Aber weiter mit den häuslichen Problemen, denn mit den Handys kamen schnell die überall beliebten Schnurlostelefone auf. Anfänglich noch analog[124] und „relativ" harmlos, wurden sie bald europaweit durch einen neuen technischen Standard ersetzt: DECT. Und seither haben wir eine wirklich fette Strahlungsquelle im trauten Heim, denn diese Funkgeräte senden garantiert auch dann, wenn nicht telefoniert wird, emittieren also 24 Stunden am Tag Elektrosmog. Da sie dies außerdem in einem freien Umfeld von bis zu 300 Metern[125] und mehr tun, kann man sich in etwa vorstellen, was da so von allen Seiten aus der Nachbarschaft dank „Flatrate ohne wenn und aber" auf uns niederprasseln mag: Telefonitis pur + Funksmog ohne Ende = HF-Nonstop-Beschuß für alle. Und das kann, wie ich noch zeigen werde, nicht ewig gut gehen. Steter Tropfen höhlt den Stein.

Leider wurde aber bisher trotz tausender von Bürgerinitiativen gegen Elektrosmogschäden[126] nichts daraus gelernt, denn inzwischen tobt sich die dritte Generation häuslicher Dauerwellen bundesweit aus, dieses Mal vorwiegend im Büro und Klassenzimmer. Man mag zum Internet stehen wie man will, aber seitdem täglicher Kontakt damit vom Erziehungsministerium als Ausdruck solider Schulbildung im technischen Standort Deutschland hochstilisiert wird, haben wir außer inhaltlichen auch noch biologische Probleme damit. Denn der mit einem modernen Computer einhergehende Kabelsalat, in der Tat kein reines Vergnügen, wird längst durch heimischen Funkverkehr ersetzt. Der nennt sich WLan, besteht in gewohnt hartgepulster Hochfrequenz und pulst großzügig konstant quer durch alle Räume, falls der Rechner nicht zur Abwechslung gerade einmal ausgeschaltet wird. Nutzt man alle Möglichkeiten, um die PC-Verbindungen in ihrem Aktionsradius technisch aufzumotzen, so können leicht Felder im Umkreis von bis zu 300 Metern entstehen, die bei Dauerbetrieb jeden Nachbarn auch gegen dessen Willen permanent beeinflussen.[127]

Natürlich wird dieser wahnsinnige Fortschritt von den Kunden in Hotels, Flughäfen und anderen öffentlichen Einrichtungen ebenfalls gefordert, was überall zur Einrichtung von „Access Points" geführt hat. Aber dabei bleibt es leider noch immer nicht, denn inzwischen baut man ein potentes Funknetz gerade im ländlichen Umland auf, damit wirklich jeder Bauer per Hochgeschwindigkeitsanschluß kabellos ins Internet kann. Es sollen laut Planung dabei Reichweiten von bis zu 42 km erreicht werden.

Aber es kann auch anders gehen, denn um Internetzugang in jedem, wirklich jedem Zimmer zu haben, liefern einige Kommunen die benötigte Hochfrequenz gleich auf den elektrischen Hausleitungen[128] mit.

Durch die neue Technik dieser Telekommunikation (über die Steckdose) sind getaktete Pulse auf jeder Steckdose oder Glühbirne, und jedes Stromkabel wird zu einem leistungsfähigen Kurzwellensender. Das erzeugt unterm Strich einen ganz besonders „hochprozentigen" Frequenzcocktail, der sich in jeder Wand breit macht, selbst im Abort einer internetfreien Zone wie zum Beispiel einem Altersheim. Wir werden uns wohl oder übel daran gewöhnen müssen, in einer durch und durch strahlenden Welt zu leben: Trautes Heim, Funk allein.

Ursachen und Wechselwirkungen

Göttin oder Müllkippe?

„Sie sägten die Äste ab, auf denen sie saßen und schrieen sich ihre Erfahrungen zu, wie man schneller sägen könne und fuhren mit Krachen in die Tiefe, und die ihnen zusahen, schüttelten die Köpfe beim Sägen und sägten weiter."

Bert Brecht, 1898-1956, Schriftsteller

Wladimir Iwanowitsch Wernadskij (1863-1945) war ein russischer Mineraloge, der seinerzeit die Grundlagen der Geochemie mitbegründete. Diese Wissenschaftsdisziplin untersucht die chemische Zusammensetzung der Gesteine und Minerale, der Böden, des Wassers und der Gase in der Erdkruste. Später erfand Wernadskij aufgrund seiner Forschungen, den Begriff „Biospäre", denn ihm war klar geworden, daß alles in der Natur eng mit- und untereinander in Kreisläufen verwoben ist.

Insbesondere die komplexen Regulationsprozesse, welche mittels elektromagnetischer Felder (u.a. Sonnenlicht) das organische Leben erhalten, hatten ihn davon überzeugt, daß biologisches Sein nicht ausschließlich durch die sattsam bekannten Gesetze der Physik und Chemie erklärt werden könne. Er war davon überzeugt, daß das Konzept des Lebens um zusätzliche Begriffe neben Energie und Materie würde erweitert werden müssen, von denen „Information" ein zentraler sein werde.

Es dauerte bis in die 70er Jahre, bevor der britische Biologe James

Lovelock die wissenschaftliche Welt durch seine Aufsehen erregende systemische Theorie erneut in Aufruhr versetzte. Ihr zufolge ist die Natur als eine Vielzahl von Ökosystemen, das heißt vielfältig in sich gegliederten, sich selbst regulierenden Ganzheiten anzusehen. Lovelock mutmaßte, die Erde könne in ihrer Ganzheit sogar eine Art Lebewesen darstellen und kam damit wissenschaftlich uralten „heidnischen" Auffassungen, die früher routinemäßig auf dem kirchlichen Scheiterhaufen endeten, bedenklich nahe. Dies war ihm vermutlich auch bekannt, denn er nannte diese revolutionäre These in Anlehnung an die Matriarchatsforschung *Gaia-Theorie*.[129]

Man sieht, so mancher uralte Kreislauf schließt sich irgendwann im Lichte neuerer Erkenntnisse von selbst. Denn schon die keltischen Druiden und ihre Vor-Vorgänger erachteten diesen Planeten nicht wie wir als billige Müllkippe, sondern als ein heiliges Lebewesen, als eine Göttin eben – und die hieß bei ihnen *Gäa*. Ihr zu Ehren wurden regelmäßig große Feste abgehalten, die sich bis heute, wenn auch katholisch übertüncht, gehalten haben. Denken wir nur an Halloween,[130] das wichtigste Fest der Druiden, an dem sich alljährlich die Tore zu den Anderswelten öffneten. Ursprünglich feierten die Kelten und Angelsachsen in England, Wales, Schottland und Irland an diesem Tag das Ende des Sommers beziehungsweise den Beginn des Winters, der für sie mit dem des neuen Jahres zusammenfiel.[131]

Dieser Kult, der letztlich wie fast alle heidnischen Feste auf dem Wissen um energetische Naturabläufe fußte, war Papst Gregor IV. ein Dorn im Auge, und so ordnete er 837 n. Chr. an, daß ab sofort am 1. November *Allerheiligen* gefeiert werden sollte. Auf diese Weise wurde das häretische Original durch einen christlichen Hintergrund entschärft, eine übliche kirchliche Praxis, die beispielsweise auch zum Oster- und Weihnachtsfest geführt hat. Es wurden also nicht nur heidnische Kultstätten mit Abteien, Kirchen und Klöstern überbaut, sondern auch altvordere Naturbeschlagenheit in die vorherrschende Glaubensstruktur zwangsintegriert. Und dieses tradierte Wissen hatte es ja bekanntlich in sich, wir werden ihm noch öfters begegnen.

Übrigens führte man viele weitere Elemente des „christlichen Glaubens" ebenfalls erst viel später, weil opportun, ein. Jedenfalls kannte Jesus die lange Liste der nach Christus eingeführten Verbesserungen seiner Lehre nicht, muß sie also auch nicht verantworten. Zu nennen sind hier das Weihwasser (120), Bußübungen (157) und katholische Mönche (348). Die letzte Ölung (550), das Fegefeuer (593), die Anrufung Marias (715), der Fußkuß des Papstes (809), Heilig- und Seligsprechungen (993), Glockentaufe (1000), Zölibat (1015) und gutbezahlte Ablässe (1119) folgten bald, weil's soviel Spaß machte. Darauf folgten das Sakrament der Ehe (1139), die Dispensation und Erhebung der Hostien (1200), mehr als 500 Jahre einer (un)heiligen Inquisition (ab 1204) und die Ohrenbeichte (1215), bevor man mit den hartleibigen Dogmen einer unbefleckten Empfängnis Marias (1854), der Unfehlbarkeit des Papstes (1870) und der leibhaftigen Himmelfahrt Marias (1950) zum endgültigen Höhenflug ansetzte. Mal sehen, was noch alles kommt.

Zumindest wurde die willkürliche Zensur von Büchern, der „Index librorum prohibitorum" erstmals 1559 von Papst Pius IV. herausgegeben,[132] welche Katholiken nur mit bischöflicher Genehmigung lesen dürfen, ohne sich gleich automatisch die Exkommunikation und etliche Überstunden im Fegefeuer zuzuziehen, nach nur 400 Jahren 1966 wieder abgeschafft. Übrigens wurde 1992 sogar Galileo Galileis heliozentrische Aussagen faktisch rehabilitiert, wenn auch seitens der Amtskirche bis heute eine Entschuldigung für ihr schändliches Verhalten fehlt.[133]

Letzten Endes ist die Vorstellung, die Erde sei ebenfalls ein Lebewesen so wie wir, gar nicht einmal unbedingt aus der Luft gegriffen, denn daß sie mehr als eine mit Hochgeschwindigkeit im Weltall rotierende Scheibe, so eine Art fliegender Untertasse, ist, hat sich spätestens seit der Renaissance herumgesprochen.[134] Der Pantheismus,[135] eine religionsphilosophische Lehre, in der Gott und die Welt als schöpferische Natur identisch sind, liegt vermutlich gar nicht so falsch, wenn man sich parallel dazu die Ergebnisse moderner Quantenphysik ansieht: Alles ist Energie und somit eins! Folglich ist Trennung eine Illusion, und jeder Gedanke hat eine Wirkung auf alles und damit schlußendlich auch auf mich.[136] Ich sollte also gut bedenken, was ich anderen an Leid zufüge, um mir später einen Grund mehr zum Jammern zu ersparen, denn „wie man in den Wald hineinruft, so schallt es heraus."

Doch verlassen wir die Philosophie wieder zugunsten harter Fakten, die uns noch schwer zu schaffen machen könnten. Das natürliche geomagnetische Feld ist als Produkt der Wechselwirkungen zwischen dem einfachen Erdmagnetfeld und den von der Sonne einströmenden Energien ein äußerst komplexes Gebilde. Ungeheuere Energievorräte enthaltend, ist es sowohl durch regelmäßige Intensitätsschwankungen als auch langsamere periodische Veränderungen charakterisiert.

Es wird vermutet, daß thermische Konvektionsströme im Erdkern aus Eisen und Nickel das geschmolzene Metall in kreisförmigen Bahnen zu seinem Magnetfeld bewegen und dadurch ein System von Erdströmen erzeugen. Der Erdkern läßt sich dabei mit dem Anker eines riesigen Generators vergleichen und leitet Elektrizität. Es kommt so zu Erdströmen, die insgesamt ein weltweites System von acht Stromkreisen bilden, auf beiden Seiten des Äquators gleichmäßig verteilt. In der Nähe der Pole finden sich weitere kleinere Kreise. Die Erdoberfläche trägt eine negative elektrische Ladung, die ständig positiv geladene Ionenströme aus der Atmosphäre anzieht.

Bei Stürmen fließen negativ geladene Teilchen zur Erde, bei schönem Wetter wird die herabfließende positive Ladung durch den Rückfluß aus stürmischen Gebieten ausgeglichen. Ganz besonders reagiert das Erdmagnetfeld, wie auch menschliche Gehirne dank ihres Magnetitgehalts, auf die mitunter sehr starken Sonnenstürme, deren Auswirkungen ein irdischer Betrachter schon mal als „Nordlicht" wahrnehmen kann. Diese berühmten Himmelserscheinungen (aurora borealis) sind das farbenprächtige Ergebnis von Wechselwirkungen zwischen den Gasmolekülen in den oberen Schichten unserer terrestrischen Atmosphäre mit den energiegeladenen Teilchen des Sonnenwinds, nachdem sie die Magnetosphäre in den Polargebieten passiert haben.

Aber das ist noch nicht alles, denn das irdische Magnetfeld zeigt auf lange geologische Zeiträume betrachtet eigenartige Umkehrungen seiner Polarität. Diese Richtungsänderung der Magnetfeldlinien, sozusagen eine Vertauschung von Nord- und Südpol, gilt mit als ein Hauptgrund für ein Artensterben riesigen Ausmaßes und ist inzwischen gut dokumentiert.

Die winzigen von Winden und Flüssen mitgeschleppten Staubpartikel gelangen nämlich irgendwann in die Weltmeere, wo sie sich in den Untiefen als eine Art „Schichttorte der Zeit" ablagern. Entnimmt man jetzt dem Meeresgrund mit Hohlbohrern Sedimentsproben, kann man diese chronologischen Aufzeichnungen später genau analysieren, weil viele der aufgefundenen Bohrkernpartikel aus Magnetit bestehen und winzige Magnetfelder haben, die sich seinerzeit beim Absinken wie Kompaßnadeln nach dem irdischen Polfeld ausrichteten.

Bei derartigen Untersuchungen stellte sich überraschenderweise heraus, daß das terrestrische Magnetfeld immer wieder seine Ausrichtung geändert hat und es im Schnitt um die 10.000 Jahre dauert, bis es sich danach erneut stabilisiert. So ein Polsprung soll in den letzten 100 Millionen Jahren mindestens 170-mal vorgekommen sein.

In den Bohrproben sind natürlich auch die Überbleibsel winziger Meerestierchen eingeschlossen. Es handelt sich dabei zumeist um Einzeller mit harten Außenskeletten, so genannte Radiolarien, einer Unterklasse protistischer Lebensformen aus der Klasse der Sarcodina, zu der auch die Amöben gehören. Wenn die Strahlentierchen sterben, sinken ihre Skelette langsam ab und bilden schließlich auf dem Grund der Ozeane den Radiolarienschlamm. So entsteht eine Chronologie der Veränderungen, denen die verschiedenen Spezies in großen Zeiträumen ausgesetzt waren.

Man entdeckte, daß es immer wieder Perioden massiven Artensterbens gegeben hat, die dem bereits von den Dinosauriern her bekannten Muster folgen: Die evolutionär am fortgeschrittensten Formen sind jeweils am härtesten betroffen, und nach jedem Schnitt bildeten sich gänzlich neue Arten von höherentwickelten Tierchen.

Viel interessanter aber war die Feststellung, daß es einen unmittelbaren Zusammenhang zwischen Polsprung und Artensterben gibt, der sehr viel drastischer ausfällt, wenn die Umpolung auf eine ungewöhnlich lange Phase mit einem stabilen Magnetfeld erfolgte. Zuerst wurde vermutet, das Erdmagnetfeld müsse gänzlich bis auf Null abfallen, während die Pole ihre Ladung vertauschten. Als direkte Folge bräche die Magnetosphäre zusammen und die Erdoberfläche wäre jetzt dem Sonnenwind und der ionisierenden Strahlung schutzlos ausgeliefert, was schließlich zum großen Sterben führen mußte. Doch spätere Forschung zeigte, daß es bereits bei der halben Feldstärke zu einer magnetischen Neuausrichtung kommt, es muß also noch andere wichtige Einflüsse geben.

Jetzt kam die spektakuläre Theorie eines heimtückischen Kometeneinschlags a la Hollywood ins Spiel, der, falls nicht schon für sich alleine für das Artensterben verantwortlich, zumindest durch die Heftigkeit seines Aufpralls die Umpolung mit ihren zusätzlichen Konsequenzen ausgelöst haben sollte. Diese Annahme krankte aber an der nachgewiesenen Tatsache, daß bei einem Artensterben in erster Linie die höher entwickelten Gattungen schwer betroffen sind, während bei einem satten Asteroideneinschlag auch Pflanzen und Kleinvieh angeknackst zurückbleiben müßten.

Deshalb schlug Professor Robert Becker vor, die Umpolungen könnten auch mit starken Veränderungen der ELF-Frequenzen der Mikropulsationen des irdischen Magnetfeldes einhergegangen sein, was wiederum zu sich schädlichen auswirkenden Verhaltensänderungen führen kann. Später erweiterte Abraham Liboff diese Theorie um den Zusatz, derartige Frequenzänderungen beeinflußten die Fortpflanzung und könnten so die Nachkommenschaft geschädigt haben. Vieles deutet inzwischen auf die Richtigkeit beider Thesen hin. Und damit wäre die Menschheit letzten Endes Hauptverursacher des bald erwarteten nächsten Polsprungs, denn durch die globale Verwendung elektromagnetischer Felder wurden mittlerweile mehr Frequenzänderungen bewirkt als jemals bei einer Umpolung zuvor auftraten. Gäa, die gequälte und geschundene Göttin, könnte bald ein für alle Mal zurückschlagen, rechnerisch sind wir jedenfalls längst anhängig.

Feind erkannt, Gefahr gebannt: Watt Volt ihr?

„In der Zeit, als es keine elektrischen Ströme gab, nicht die Luft durchschwirrt war von Elektrizität, da war es leichter, Mensch zu sein. Da war es auch nicht nötig, daß sich die Leute so anstrengten, um zum Geist zu kommen. Das gab es ringsum keine Telegraphendrähte, da gab es keine Telefonleitungen und so weiter. Der Mensch hat aber heute lauter solche Apparate vor sich und um sich. Das induziert fortwährend Strömungen in uns. Das alles macht den physischen Leib so, daß die Seele gar nicht hereinkommt. Daher ist es nötig, heute viel stärkere Kapazität aufzuwenden, um überhaupt Mensch zu sein."

Rudolf Steiner, Begründer der Anthroposophie[137]

Um wirklich zu verstehen, warum jemand durch Strahlungsfelder erkranken kann, möchte ich gleich ein bißchen weiter ausholen, wobei ich unmöglich mehr als einige gravierende elektrobiologische Zusammenhänge darstellen kann. Dabei ist es wichtig, das Folgende zu verstehen:

Es gibt unser Thema betreffend zwei verschiedene Gebiete, deren krankmachende Strahlungsfelder wir sauber scheiden müssen:

- so genannte „Erdstrahlungen", die wissenschaftlich (angeblich) nicht nachweisbar sind. Deshalb, so die verquere Logik, können sie auch nicht existieren. Außerdem ist mit diesen letztendlich „natürlichen Strahlungen" kein Geld zu verdienen. Die Erforschung der vielfältigen Wechselwirkungen zwischen geopathogenen Reizzonen und biologischem Leben ist das Thema der Geobiologie.
- technische Störfelder, deren biologische Wirkungen (mit Ausnahme von Erwärmung und Schock) sich angeblich niemand (außer den darauf spezialisierten Elektrobiologen) erklären kann. Praktisch gehört die Beseitigung derartiger Probleme in den Arbeitsbereich der Baubiologie, auch wenn sie aufgrund materieller und politischer Interessenverflechtungen öffentlich nicht diskutiert werden.

Aber vorsichtig ist die Mutter der Porzellankiste, denn falls ihre Auswirkungen vielleicht doch noch unwiderlegbar vor Gericht nachgewiesen werden, müßte man mit einer üblen Prozeßlawine auf Schadensersatz von Millionen Betroffener rechnen. Verständlicherweise sichert sich also ein gewinnorientierter Verursacher von Strahlenquellen im Vorfeld durch eine „wissenschaftlich induzierte" Gesetzgebung lieber ab, man weiß ja nie, und überhaupt...

Grenzwerte sind folglich Grenzen ohne Wert für diejenigen, die ihnen (mehr oder weniger freiwillig) unterworfen sind. Man kann mit Fug und Recht sagen, daß es im Grunde zwei parallel existierende Grenzwerte gibt: die amtlichen und die Erfahrungswerte, die sich vorzugsweise mehr an der Natur[138] als am Geschäft ausrichten. Letztere, eher als „gesunde Empfehlung" zu begreifen, liegen oft millionenfach unter dem entsprechenden technischen Grenzwert und stammen zumeist aus den Bereichen einer engagierten Umweltmedizin und Baubiologie. Es ist bestimmt sinnvoller, sich präventiv an ihnen zu orientieren, als im Nachhinein eine Industrie zu verklagen, die längst im fernen Rot-China ansässig ist.

Was einem also bleibt ist, sich besser selber schlau zu machen, und da sind Sie hier auf einem guten Weg. Ich denke, ich konnte Sie soweit von der Realität unliebsamer Strahlungsfelder überzeugen und schulde Ihnen jetzt vor allem noch eine Erklärung, wie und warum sie in biologische Wechselwirkungen mit Organismen treten.

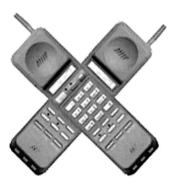

Nur ein knappes Drittel seiner benötigten Lebensenergie erhält der Mensch über die Nahrung, falls sie denn unmanipuliert ist, und etwa zwei Drittel direkt als Energie- besser gesagt Lichtnahrung aus dem Kosmos.[139]

„Der Physiker Ulrich Warnke hat ausgerechnet,[140] daß unsere Nahrungszufuhr sich aus der Differenz zwischen zugesandten Energiequanten (Universum) und abgestrahlten Energiequanten (Wärme) berechnet. Joule, genannt nach seinem Entdecker, ist ein Maß an elektrischer Energie. Die tägliche Zustrahlung je Mensch beträgt etwa 21.000 bis 29.000 Kilojoule, die Abstrahlung 27.000 bis 36.000

Kilojoule. Der tägliche Bedarf an Energie beträgt im Durchschnitt 6.000 bis 7.000 Kilojoule. Dieser muß zwingend durch Nahrung gedeckt werden. Diese Berechnung zeigt uns, daß nur der vierte Teil der zum Leben benötigten Energie durch die Nahrung aufgenommen wird: Wir ernähren uns von der Energie des Universums und von materieller Nahrung. "[141]

Ohne diese vielfältigen kosmischen Strahlungen wäre dies alles, was wir schlichten Gemütes „Leben" nennen, nicht; denn ein gesunder Organismus schwingt sowohl in den gemeinsamen wie in auch unterschiedlichen Schwingungsraten der einzelnen Organe und Zellen wie die Instrumente eines Symphonieorchesters. Werden ihre Schwingungen gestört, so entsteht Disharmonie, Verstimmung, Krankheit und schließlich Tod. Die Schwingungsanregungen durch Biofrequenzen beziehungsweise deren Information entscheiden über unser Wohlergehen, auch das von Pflanzen und Tieren, und von daher standen sie seit Anbeginn der Menschheit im Zentrum der Betrachtung aller hochstehenden Kulturen. Akupunktur und Homöopathie als klassische Schwingungsmedizin geben uns eine Idee von dem, was möglich war und ist, wenn wir die „natürlichen" Regeln peinlich beachten.

Mit dem fortschreitenden Niedergang dieser „energetischen Kultur" kamen sukzessive die allseits beliebten Zivilisationskrankheiten auf. Denn natürlich können ursprüngliche Bio-Frequenzen entgleisen, also zum Beispiel von technischen Wellen derart überlagert werden, daß ihre Polarität/Information und/oder Intensität sich ändern. Sie können aber auch ganz einfach völlig ausfallen, weil wir uns (un)absichtlich abgeschirmt vor ihnen haben. So etwas geschieht bei unserer von E-Kabeln durchzogenen Betonbauweise ständig.

Das Ganze führt zu einer paradoxen Situation: Was wir an Frequenzen des natürlichen Strahlungsspektrums unbedingt brauchen, fehlt; aber was wir garantiert nicht brauchen, erhalten wir Nonstop im Überfluß, weil herumstromernder Elektrosmog in alles, was elektrisch leitet, einkoppelt.

So haben wir unter Umständen NF-Felder in unseren Matratzen, auf der Hauswasserleitung und damit automatisch auch in allen Heizkörpern, um mal nur das Aller-Alltäglichste zu erwähnen. Vergessen sollten wir in dem Zusammenhang weder die Metallfüllungen unserer Zähne, die mit dem Funksmog im Mikrowellenbereich in Resonanz gehen und über die Meridiane wichtige Körperorgane erreichen, noch die eventuell vorhandene Gebärmutterspirale – eine technisch perfekte Antennenform.

Und nicht zuletzt die stets anzutreffende Schwermetallbelastung, die sich überall im Körper ablagern kann, trägt als Induktionsleiter das ihre zur flächendeckenden Stromversorgung des vergifteten Organismus bei. Zu all den möglich Folgen wären in der Tat mehr objektive Forschungen dringend nötig, schließlich betreffen sie uns alle.

Mittlerweile wurde in jahrzehntelanger wissenschaftlicher Arbeit durch den Physiker Fritz Albert Popp immer wieder nachgewiesen, daß Zellen mittels einer ultraschwachen sichtbaren „Biophotonenstrahlung", so nennt sie Popp, kommunizieren, und das mindestens mit Lichtgeschwindigkeit. Sie steuert das Zusammenspiel von Zellteilung, Hormonproduktion und vielen anderen physiologischen Prozessen und besteht ähnlich Laserlicht aus kohärenten Lichtstrahlen.[142]

Durch die hartgepulste HF-Strahlung wird dies sublim abgestimmte intrazelluläre Geschehen von außen schwer gestört, es entsteht Chaos mit unvorhersagbaren Folgen für den betroffenen Organismus. Das Wissen darum wird übrigens von Militärs weltweit abgestritten, aber de facto in Form von Radiofrequenzwaffen („Taser") genutzt.[143]

Und schon Ende der Achtziger haben Forscher des Schweizer Pharmakonzerns Ciba Geigy die Bedeutung statischer Magnetfelder auf organisches Leben auf beeindruckende Art nachgewiesen. Fischeier, Mikroorganismen, Maiskörner etc. wurden in einem Gleichstromfeld plaziert, und rasch zeigte sich, daß Pflanzensamen nicht nur besser keimten und sondern auch schneller wuchsen. Doch, und das hatte niemand vorausgesehen, veränderte sich auch die Form der ausgewachsenen Kulturpflanze in Richtung Ursprungspflanze. Farnsporen entwickelten sich so schließlich zu einem Farn mit Blättern, die man bisher nur von etwa 300 Millionen alten Versteinerungen kannte, und aus den Eiern von Regenbogenforellen entwickelten sich Fische, die in Gestalt und Verhalten der seit über 100 Jahren ausgestorbenen Urkreatur entsprachen.

Eine chemische Veränderung der Gene im Sinne einer elektrisch induzierten Mutation schlossen die Forscher als auslösenden Faktor aus, denn in einem Gleichstromfeld fließt ja bekanntlich kein Strom. Identische Gene bewirken aber keine biologischen Änderungen. Letzten Endes mußte also die Formveränderung auf einer nichtstofflichen Ordnungsebene ausgelöst werden, deren Einfluß durch elektrostatische Felder überlagert und manipuliert wird. Diese gestaltprägende Ebene, vom englischen Biologen Rupert Sheldrake als „morphogenetisches Feld" bezeichnet, scheint auch Ursache des so genannten Phantomschmerzes nach Amputationen zu sein, wo noch Jahre später nicht existente Glieder schmerzen können. Verständlicherweise hatte der Pharmakonzern kein großes Interesse an robusten Urpflanzen, da dies dem Kerngeschäft mit chemischen Düngemitteln zuwiderlief, und die Forschung wurde ganz schnell eingestellt.

Doch weiter im Text: Jeder, der einmal den Versuch mit den Eisenspänen auf einer Glasplatte und dem Magneten gesehen hat,[144] kapiert, daß die entstandene Feldausrichtung alleine durch die magnetische Kraft bewirkt wurde. Und jetzt kommt die Preisfrage: In unserem Körper befindet sich eine Eisenmenge, die in etwa 12 bis 15 Nägeln entspricht. Und ausgerechnet die soll auf elektromagnetische Felder nicht reagieren? Tut sie eben doch. Und dann verliert unser eisenhaltiges Blut durch die elektromagnetische Dauerbelastung immer mehr seine ursprüngliche Qualität, was man mittels der *Dunkelfeldmikroskopie (*nach Enderlein) als „Geldrollensymptom" nachweisen kann: Die Blutkörperchen treiben nicht mehr einzeln satt im Blutstrom, sondern kleben wie Münzen in einer Geldrolle aneinander. Kleinste Kapillargefäße, also die „Transitstrecke" zwischen Gefäßsystem und Zelle, werden gegebenenfalls nicht mehr richtig durchblutet.

Warum dies alles geschieht, ist ebenfalls bekannt: Durch den Einfluß des Magnetfeldes verlieren die Zellen ihre Ladung. Normalerweise stoßen sich die Blutkörperchen gegenseitig wie Pingpong-Bälle ab, bei Ladungsverlust klumpen sie zusammen. Daß man durchaus auch andere Faktoren mit in Erwägung ziehen muß, warum das Blut des Einen „stockt", wo das der Anderen flüssig bleibt, nämlich Blutfette und -eiweiße und anderes, ist klar; aber auch diese Faktoren sind nur Puzzlesteine in der langen Kette, in der zivilisationsbedingte Einflüsse Krankheiten entstehen lassen.

Verklumptes Blut kann vor allem bei verengten Gefäßen zu großen Problemen wie Infarkten, Embolien und Hirnschlägen führen. Durch magnetische Information[145] läßt sich diesem Zustand allerdings entgegenwirken und dem Blut seine ursprüngliche Fließeigenschaft zurückgeben. So nebenbei kann man sich hier einiges von der „Wissenschaftlichkeit" einer Untersuchungsmethode absehen: Wenn Blut unter dem Mikroskop untersucht wird, bringt man einen Blutstropfen auf einem Träger auf und sieht ihn sich vor weißem Hintergrund an. Das ist weltweit anerkannter wissenschaftlicher Standard.

Günther Enderlein (1872-1968) stellte aber fest, daß es im Blut auch helle (ebenfalls nicht unwichtige) Teilchen gibt, die natürlich so nicht gut zu betrachten sind. Also nutzte er dafür einen schwarzen Hintergrund – und das gilt leider als unwissenschaftlich und damit unseriös. Man sieht, in der Wissenschaft ist Schwarz-Weiß-Denken durchaus gefragt, wenn man denn zu akademischen Ehren kommen möchte.

Aufgrund der elektromagnetischen Dauerbelastung gibt es inzwischen zumindest eine neue Volkskrankheit: die Elektrosensibilität, unter der schätzungsweise 3 % der Bevölkerung leidet. Es melden sich immer mehr Menschen, die auf technische Felder „allergisch" reagieren,[146] denen sie aber unseligerweise in einer derart durchtechnisierten Gesellschaft nirgendwo mehr ausweichen können. Selbst im Keller, in denen viele Elektrostreßgeplagte schlafen, gibt es schließlich stromführende Steigleitungen und Steckdosen, und der nächste Funkmast ist in aller Regel auch nicht weit. Ihre Symptome werden zumeist nicht ernst genommen,[147] falls sie überhaupt auf technische Ursachen zurückgeführt werden, da offiziell ja kein „krankmachender" Elektrosmog existiert. Folglich gibt es weder Verständnis, noch Therapien noch Pillen – und damit für die Betroffenen kaum Heilungschancen. Die paar sinnvollen, die ich für mich persönlich ausgetestet habe, finden Sie in meinem Sachbuch „Ständig unter Strom" ausführlich erklärt.[148]

Aber ich will zumindest noch den elektrobiologischen Zusammenhang eines ihrer hartnäckigsten Leidens, das mittlerweile über 30 % der Bevölkerung mit ihnen teilt, erklären. Schlaflosigkeit ist ein echtes Problem, das sich im Laufe der Zeit zur Gesundheitsbedrohung auswachsen kann. Wird der täglich Streß nicht mehr nachts im Traum verarbeitet, schlägt er irgendwann aufs physische System mit üblen Folgen durch. Dazu muß man wissen, daß die Zirbeldrüse[149] mit der Produktion des „Schlafhormons" Melantonin beschäftigt ist. Das wiederum hat eine krebshemmende Wirkung, die dringend im Alltag gebraucht wird. Auch reagiert diese Drüse sehr sensibel auf Licht,[150] weshalb uns zum Beispiel eine Straßenlaterne vor dem Schlafzimmer nicht schlafen läßt. Natürlich nimmt sie auch die unsichtbaren technischen HF-Entladungen als Blitze in der Luft wahr. Es nützt uns also gar nichts, wenn wir beide Augen schließen, denn die Melatonin-Produktion bleibt aufgrund des Lichts verringert, und dieser Umstand sorgt unnachgiebig dafür, daß uns eine weitere schlaflose Nacht bevorsteht. Mit anderen Worten: Die Regulation der Schlaf-Wach-Phasen wird durch elektromagnetische Felder empfindlich gestört.

Wir haben nicht nur in diesem Kapitel gesehen, daß technische Störstrahlungen mit unserem Organismus zu seinem gesundheitlichen Nachteil in Wechselwirkung treten können, weil sie in zellbiologische Prozesse eingreifen. Verstehen tut man das alles viel besser, wenn man weiß, daß biologische Systeme mit ultraschwachen Feldern, also ganz geringen Intensitäten arbeiten. Je nach Zelltyp beträgt die Spannung einer Zellmembrane gerade mal 80-150 mV. Die Sendeleistungen von zum Beispiel Richtfunkanlagen betragen zwar „bloß" um die 5 Watt (und sollen nach Aussagen ihrer Betreiber deshalb keine biologischen Wirkungen haben); doch da sich gezeigt hat, daß reziprok proportional zur Energieleistung eines Systems der Informationstransport zunimmt, kann das so nicht stimmen: Die biologische Wirkung wächst mit zunehmendem Abstand zu einer elektromagnetischen Strahlungsquelle.

Einem logisch denkenden Menschen ist eh schnell klar, daß es zwischen technischen Strahlungen und Organismen Wechselwirkungen geben muß. Da jedes Atom schwingt und pulsierende Wellen, also Strahlung, erzeugt, müssen Zellen zwangsweise auf atomarer Ebene strahlen. Das dem so ist, hat Louis Victor Duc de Broglie (1892-1987) bereits vor fast 100 Jahren nachgewiesen. Er erhielt 1929 den Nobelpreis in Physik für den Nachweis spezifischer „Materiewellen", oder anders ausgedrückt: Alles strahlt.[151]

„Damit ist das homöopathische Wirk-Prinzip der geringen Dosierung Hahnemanns physikalisch nachvollziehbar: Jede Materie strahlt Information von sich ab in den umgebenden Raum. Die so genannten „Broglie-Wellen" sind nicht elektromagnetischer Art (es sind übergeordnete energetische Informationen, die von der Neuen Physik als Skalarwellen dargestellt werden). Wenn dieser Informationstransfer auf einen materiellen Empfänger stößt, dann übernimmt dieser jene neuen Informationen und gibt sie seinem System bekannt. Sehr gute Empfänger (und Speicher) sind Quarze, Silikate und Wasser. Da wir Menschen aus mehr als 70% Wasser bestehen, ist unser Körper ein idealer Informationsempfänger."[152]

Wenn biochemische Reaktionen in einer Zelle durch elektromagnetische Steuerungsimpulse ähnlich unserer Hirn- und Herzfunktionen (EEG, EKG) ausgelöst werden, dann muß es bei einer identischen Frequenzlage von außen zwangsweise zu Interferenzen und damit körperlichen Reaktionen kommen. Kurzfristig mag eine Kurzzeitexposition nicht besonders schlimm sein, aber der Zeitfaktor sorgt zuverlässig dafür, daß sich Wechselwirkungen summieren, und irgendwann läuft das Faß der erträglichen Belastungen über. Da aber kaum jemals Strahlungsfelder als Mitverursacher von teilweise chronischen Erkrankungen berücksichtigt werden, wird zwangsläufig bei egal welcher Therapie die Ursache nicht abgestellt.

Es läuft also in der Regel auf eine symptomatische Behandlung hinaus, die, manchmal in einer Regulationsstarre endend, zum Schaden des Patienten zumeist nicht richtig greifen kann. Es macht also wirklich Sinn, der geschilderten Problematik präventiv entgegenzuwirken und sicherheitshalber den Aufenthalt in befeldeter Umgebung einzuschränken. Da wir jedoch kaum auf alle Vorteile elektrischen Stroms verzichten können, schließlich hängt da so ziemlich alles von A wie Arbeit bis Z wie Zappen ab, brauchen wir eine Methode, das Nützliche mit dem Schädlichen auszugleichen. Schauen wir uns einmal gemeinsam an, wie es funktionieren könnte.

Entstört, neutralisiert und phasenverschoben

„Die Phänomene sind nichts wert, als wenn sie uns eine tiefere reiche Einsicht in die Natur gewähren oder wenn sie uns zum Nutzen anzuwenden sind."

Johann Wolfgang von Goethe

In fast allen radiästhetischen Vereinigungen und auch in der Baubiologie wird offiziell gelehrt, man könne unmöglich „geopathogene und/oder technische Felder *entstören*, also irgendwie physikalisch indifferent beziehungsweise biologisch kompatibel machen. Würden diese „Hüter des Heiligen Grals" wenigstens den kleinen Satz „soweit wir bisher wissen" anhängen, wäre diese Haltung gar nicht mal zu kritisieren, aber so schafft sie ein unüberbrückbares Dogma, das überall im Brustton stolzer Überzeugung verkündet wird. Und wenn wirklich mal jemand daher kommt um zu zeigen, daß es mittlerweile allen Unkenrufen zum Trotz möglich ist, Strahlungsfelder zumindest qualitativ zu balancieren, wird regelmäßig mit einem Ausschluß „aller schwarzen Vereinsschafe" gedroht.

Angesichts der vielfältigen häuslichen Probleme, die wir heutzutage mit Strahlungsfeldern jeglicher Couleur haben und die garantiert nicht weniger werden, sollte man eigentlich seine Ausrichtung auf eine pragmatische Lösung egal aus welcher Richtung fokussieren, statt an hergebrachten Zweifeln festzuhalten. Die können dann im Einzelfall soweit gehen, daß einem Erfinder, eine Erklärung geradezu abgenötigt wird, wie und warum sein Patent denn funktioniere? Was nur macht alternative Hilfsmöglichkeiten derart verdächtig, daß jeder unbescholtene Bürger meint, es handele sich ohne eine „wissenschaftliche Erklärung" (der er zumeist ohnehin nicht zu folgen vermag) gleich um Betrug? Nun, ich denke, das liegt zum einen daran, daß die meisten Dinge, Methoden etc. vermutlich wirklich nicht viel taugen, also mit gutem Recht davor als Beutelschneiderei gewarnt wird, und zum zweiten, daß diese Diskussionen niemals öffentlich geführt werden, weil damit letzten Endes eine Gefährdung durch technische Felder etc. zweifelsfrei zugegeben würde. Mehr Transparenz von allen Seiten ist hier sicherlich wünschenswert. Aber wie auch immer, es dürfte nach all dem Gesagten einleuchten, daß eine Beendigung der leidigen Strahlenbelastungen zumindest im Schlafzimmer definitiv wünschenswert ist.

Und diese Einsicht gepaart mit diversen Lösungsansätzen ist so uralt wie das Rutengehen. So wissen wir zum Beispiel aus der Antike, daß reiche Römer an jeder Ecke ihrer Villa dicke Rosenquarzbrocken verbuddeln ließen, um sich vor geopathogener Erdstrahlung zu schützen. Und das, obwohl ihr Haus schon optimal ausgerichtet stand, schließlich wurde ja jedes Grundstück zuvor ausgemutet. Doch die Altvorderen hatten noch andere Tricks drauf, schließlich waren Halbedelsteine auch damals schon teuer. Man hatte nämlich erkannt, daß Steine (vermutlich aufgrund ihres Quarzgehaltes) so eine Art Gedächtnis besitzen und die Schwingungen ihrer Umgebung speichern können. Sie wirken sogar wie ein Filter, der die gewünschten kosmischen Strahlungen durchläßt und die schädlichen irdischen abhält. Deshalb wurden sie gerne in Fußböden verbaut, die trotz ihrer Kühle gerade deshalb als angenehm empfunden werden. Dabei wurde explizit darauf geachtet, daß die verwandten Steine mit der minus-polaren Seite nach unten und wenn eben möglich in derselben Himmelsrichtung festgemauert lagen, die sie ursprünglich im Steinbruch eingenommen hatten. Das erhöhte ihre Haltbarkeit und Wirkung enorm wie gerade die gotischen Kathedralenbauer wußten, die ihre himmelstürmenden Bauwerke gleich für die kommenden Jahrhunderte konzipierten.

Außerdem setzte man Ecksteine, zumeist größere Felsbrocken, an die unteren Außenkanten der Häuser, die alle vier möglichst aus einem einzigen Ursprungsblock gebrochen wurden. Es wurde aber auch schon mal eine Schichtung kleinerer Steine verfugt. Dabei kam wieder jewuils der Pluspol nach oben und man wahrte die ehemalige Anordnung, damit die einander zugewandten Flanken gemeinsam in Resonanz standen. Bruno Fricke zufolge, der sich mit diesen Zusammenhängen lange auseinander gesetzt hat, erspürten früher die meisten Maurer die Polarisierung der Steine dadurch, daß sie sie in die Hand nahmen. Man konnte sich zu ihrer Bestimmung auch gegebenenfalls eines Pendels bedienen, doch war dies, zum Beispiel beim Bau eines mehrstöckigen Steinhauses, ein zeitraubendes Verfahren. Deshalb half man der Natur vorzugsweise ein wenig mit dem Hammer nach. Durch drei kräftige Schläge auf die flache Seite läßt sich jeder Stein nachweislich polarisieren, wobei die beklopfte Seite pluspolar wird.

Eine weitere Möglichkeit der unerwünschten Strahlenproblematik Herr zu werden, bot eine ringförmige Umfassung des Grundstücks aus Feldsteinen (Rundlingen), die vorzugsweise vergraben wurden. Dazu hob man einen Graben von etwa einem Meter Tiefe und der halben Breite aus, auf dessen Grund eine dünne Schicht Kies oder Schotter verfüllt wurde. Darauf legte man abschließend in gleichmäßigem Abstand die korrekt polarisierten Steine und schüttete alles wieder zu. Und das funktionierte prächtig, wie Fricke in einem akademischen Versuchsaufbau nachwies. Er nahm frische Kuhmilch, die ja bekanntlich ja nach ein paar Tagen kippt, und maß den durch die Bakterien verursachten Säuregrad in Abhängigkeit von Position und Entfernung zu polarisierten Steinen.

Täglich gezogene Proben zeigten, daß er deutlich variierte wobei sich die Milch am längsten hielt, die von den Steinen mit dem Pluspol nach oben umgeben war.

Es schlossen sich ähnliche Versuche mit Pflanzen an, wo polarisierte Steine neben der abschirmenden Wirkung zusätzlich einen günstigen Einfluß auf deren Wachstum zeigten. Nachdem man um von Raupen bedeckten Kohl, der über einer Wasseraderkreuzung wuchs, sieben Steine entsprechend plaziert hatte, verschwanden innerhalb dreier Tage die Schädlinge. Aufgrund der initiierten Feldänderung waren die Pflanzen endlich in der Lage ihre Abwehrkräfte wieder bis zu dem Punkt zu steigern, an dem sie sich ihren Feinden erfolgreich widersetzen konnten. Doch leider kommen wir heutzutage mit solch „primitiven" Mitteln nicht mehr allzu weit, denn gerade durch den Funksmog hat sich die Situation drastisch verschärft, vor allem auch, weil die gesundheitlichen Auswirkungen der Reizzonen sich unter dem Einfluß technischer Felder zusätzlich verstärken. Insbesondere Wasseradern und elektrische Kupferkabel nehmen als gute Leiter jede Strahlung auf und führen sie in ihrem Verlauf mit sich, also möglicherweise auch quer durch unser Schlafzimmer.[153] Der Markt für technische Hilfsmittel aller Art, hat diese vielfältig zusammenhängende Problematik natürlich längst erkannt und boomt gnadenlos, angefangen von „informierten Aufklebern" für das Handy bis hin zum Apparategroßeinsatz zur optimalen Wasseraufbereitung. Dagegen ist prinzipiell auch nichts einzuwenden, solange kein Begriffswirrwarr und Wunschdenken die Zusammenhänge zum Besten des Verkäufers verdunkelt, denn Funksmog läßt sich nicht einfach, das sei gesagt, „entstören". Ein Laie wird solch eine Aussage dahingehend interpretieren, daß die für ihn bedrohliche Belastung irgendwie für immer beseitigt wird, „die Störung ist weg". Technisch korrekt ist aber mit dem Begriff *Entstörung* gemeint, daß E-Geräte sich nicht aufgrund ihrer existenten Störstrahlung in ihrer Funktion gegenseitig behindern. Sie sind also im Sinne von *elektromagnetischer Verträglichkeit* (EMV) mit anderen elektrischen Apparaten entstört, was man unschwer an diversen Prüfsiegeln,[154] die zumeist bunt auf ihnen pappen, feststellen kann.

Statt von Entstörung müßte man also richtiger von einer *Neutralisation* der elektromagnetischen Felder sprechen. Und darunter wäre zu verstehen, daß die Strahlungen gesundheitlich nichts mehr ausrichten können, denn eines klappt nie und nimmer wie die Physik im „Energieerhaltungssatz" absolut klarstellt: Störfelder wie ein Kaninchen im Nichts für immer verschwinden zu lassen. Ich kann mich vor Strahlungsfeldern physikalisch *abschirmen,*[155] indem ich zum Beispiel technische Schutzanstriche an den Wänden aufbringe, deren Wirksamkeit abschließend meßtechnisch protokolliert wird; oder ich kann auch falls die belastenden Felder lokalisierbar sind, hinreichenden Abstand zu ihnen halten. Man könnte sie eventuell vielleicht sogar abschalten, was im gegebenen Fall die vernünftigste, effektivste und preiswerteste Lösung für das Problem wäre, aber ich kann sie nicht nolens volens wegzaubern, bloß weil mir ihre Schattenseiten mißfallen.

Technisch effektiv ihre Wirkungen zu annullieren gelingt nur, wenn zwei Wellen sich gegenseitig völlig aufheben, also durch eine *Phasenverschiebung*. Um hier zu einem ganz einfachen Verständnis des physikalischen Vorgangs zu kommen, sehen wir uns einen Geigenton an. Jemand fiedelt, und wir hören eine akustische Schwingung. Sie wird charakterisiert durch ihre Tonhöhe (*Frequenz*), ihre Intensität (Lautstärke) und ihre *Polarität*[156] (+ oder –). Der ganze Zyklus wird so wie er stattfindet auch als *Phase*[157] bezeichnet. Wenn ich zu ihm einen absolut identischen Impuls mit entgegengesetzter Polarität – also den perfekten Gegenimpuls – zum selben Zeitpunkt aufbauen kann, habe ich die „Phase verschoben" oder annulliert. Einfach ausgedrückt: (+1) + (–1) = 0, will sagen: Zwei bis auf ihre Polarität identische Energien löschen sich in ihrer Wirkung gegenseitig vollständig aus. Man spricht physikalisch vom Prinzip der *destruktiven Interferenz*, wenn eine Wellenhöhe auf einen identischen Wellenbauch trifft, aber praktisch gesehen ist es nicht immer einfach, ohne großen Aufwand eine hundertprozentige Phasenverschiebungen kontinuierlich aufrechtzuerhalten. Gelingt es nicht, geschieht teilweise das genaue Gegenteil, die *konstruktive Interferenz*: Identische Frequenzen schaukeln sich nach dem Resonanzgesetz[158] auf und verstärken sich.

Ein kleines Beispiel aus dem Autobau mag dies illustrieren: Um die Motorgeräusche zu dämpfen, wurden intensive Versuchsreihen mit Mikrofonen unternommen. Man hängte sie in den Motorenraum und verschob, solange die aufgenommene Phase des Lärms, bis sie sich selber auslöschte: Und es ward leise.

Dieses Wissen gehört auch zum kleinen Einmaleins der „High-End" Enthusiasten, die niemals zwei Lautsprecher einander gegenüber aufstellen würden. Musik verkommt so nämlich aufgrund der akustischen Wechselwirkungen zu reinem Krach, zu einem diffusen Klangbrei, der schlechterdings nervt. Genau hier liegt die zentrale Stelle zur Lösung unseres Problems: Löscht man nicht alle unerwünschten Frequenzen komplett aus, dann „neutralisieren" wir nur teilweise, wobei andere sich gleichzeitig verstärken. Das könnte dann zum Beispiel bedeuten, daß wir biologisch sinnvolle Strahlungen versehentlich zum Teil ausradieren um dafür einen krankmachenden Frequenzbereich zu intensivieren. Und das wäre wohl das Allerletzte, was wie beabsichtigen. Außerdem dürfen wir aus rein praktischen Gesichtspunkten nicht insgesamt „das technische Feld löschen", weil die erwünschten Vorteile des Stromverbrauchs damit ebenfalls verschwänden. Schließlich wollen wir ja mit unserem Handy telefonieren ohne krank zu werden! Wollten wir lediglich kein Feld, könnten wir den kabellosen Funker ebenso gut wegwerfen.

Zum (Un-)Glück hat sich in den letzten Jahren jedoch herauskristallisiert, daß weniger die Intensität der HF-Strahlungsfelder, ohnehin in aller Regel schwach, als die von ihnen mittransportierte aufmodulierte niederfrequente Information biologisch riskant ist, weil sie aufgrund identischer Frequenzen vom Organismus fälschlicherweise als eigene verarbeitet wird. Wenn wir wenigstens die komplett löschen können, haben wir unser Ziel sozusagen zum Großteil erreicht!

Damit hätten wir die Felder „biokompatibel" gemacht, so daß wir alle ihre Vorteile ohne deren üppigen Nachteile genießen können. Für unsere Belange einer perfekten „Neutralisierung" bräuchten wir folglich eine ökologisch unbedenkliche Methode, die paßgenau auf alle eintreffenden pathogenen Informationen abgestimmt ist, deren Phasen sie jederzeit zuverlässig verschiebt und dadurch gleichzeitig zu 100 % bereinigt. Wird dabei zusätzlich die biologisch bedeutende Rechts-Polarität beibehalten, um so besser, ich will nicht nörgeln. Doch diese berechtigte Gesamtforderung zielt auf etwas, was vor allem im Bereich der feinstofflichen Strahlungen eigentlich nicht umsetzbar sein dürfte. Sollte man zumindest denken. Aber jetzt machen wir erst einmal einen kleinen Umweg in die Gefilde des ewigen Wissens.

Die Matrix der Schöpfung

Innen hui, außen pfui oder Wissen ist Macht

"Der erste Trunk aus dem Becher der Naturwissenschaften macht atheistisch, aber auf dem Grund des Bechers wartet Gott."

Werner Karl Heisenberg (1901-1976), Physiknobelpreisträger (1932) und Begründer der Quantenmechanik.

Das Adjektiv „hermetisch" begegnet einem zumeist nur in der Kombination mit „verschlossen" oder „verriegelt" und bedeutet sinngemäß „luft- und wasserdicht", auch „dicht verschlossen, undurchdringlich" oder „schwer zugänglich, kaum erschließbar, geheimnisvoll, dunkel". Zurück geht das Wort auf Thot, den ibisköpfigen Mondgott der alten Ägypter, den die Griechen einst als Hermes Trismegistos („den dreimal Großen") kannten und ebenfalls verehrten. Die Römer nannten ihn Merkur und statteten den gerade auch bei Händlern und Reisenden beliebten Götterboten auf ihren Abbildungen mit Flügeln an den Schuhen und am Hut aus. Er galt allgemein als der Vater der Wissenschaften, insbesondere auch der Redekunst und Schlauheit, der Schrift und der Astrologie und Alchemie, aus denen sich später Astronomie und Chemie entwickeln sollten.[159]

Im Grunde handelt es sich bei der Hermetik um die älteste Universalreligion überhaupt, in der Kunst, Glauben, Philosophie und Wissenschaft eng miteinander durch Analogien innerhalb der physischen, astralen und mentalen Ebenen verzahnt wurden. Ihr eigentliches

Ziel war die spirituelle Heilung, die gänzliche Heil-Werdung, die nur über die Befreiung des Geistes von der Krankheit der Materie, dem Tod, erreicht werden kann. Nachdem sich diese essentiellen Wissensgebiete im Laufe der letzten Jahrhunderte unwiderruflich voneinander trennten, ging der Überblick über die Gesamtzusammenhänge, die Einheit allen Wissens, verloren; und wir stehen heute in allen Bereichen vor einem Scherbenhaufen unzusammenhängender Sachinformationen, unsere Realität ist fragmentiert. Keiner blickt mehr durch.

Man vermutet, daß der gute Hermes, angeblich ein Zeitgenosse Moses, in der Tat als Hohepriester in Ägypten lebte und über ein unschätzbares Wissen, eben die Hermetik, verfügte, das auch zumindest teilweise schriftlich fixiert wurde. Dabei wurde ihm im späteren Nachlaß allerdings auch viel zugeschrieben, was andere, die sich oft nur allzu gerne mit seinen Federn schmücken wollten, niedergelegt hatten.

Solon (um 640 bis ca. 560 v. Chr.), der große athenische Staatsmann, soll jedenfalls noch persönlich auf seinen Reisen durch Ägypten von kompetenten Priestern in das hermetische Gedankengut eingeführt worden sein, das sich in der Antike und später vor allem in der Renaissance erneut schnell verbreitete. Ihm verdanken wir übrigens auch die ersten Berichte über Atlantis, die erstmals durch Platon (um 427 bis 347 v. Chr.), Schüler des Sokrates, im „Timaios" ihren schriftlichen Niederschlag fanden.

Eins Großteil dieses geheimnisvollen Wissens befand sich lange Zeit in den weltberühmten Bibliotheken Alexandrias, die über die Jahrhunderte immer mal wieder schwer zerstört wurden. Als Julius Cäsar 48 vor Christus die ägyptische Flotte besiegte breitete sich das Feuer von den Schiffen auch auf die Gebäude an der Küste aus und zerstörte im „Museion" schätzungsweise 40.000 wertvolle Schriftrollen. Viele konnten zwar ersetzt werden, doch wurde der einzigartige wissenschaftliche Bestand durch Plünderungen persischer Invasoren, die römischen Kaiser Diokletian, Aurelian (272) und dem christlichen Theodosius I. mittels eines Haufen religiöser Fanatiker unter der Führung des Patriarchen von Alexandria 391 schließlich aufs Ärgste dezimiert.

Wenn man weiß, welch berühmte Namen mit den alexandrinischen Bibliotheken verbunden sind, unter anderem die des Mathematikers Euklid, des Geographen Eratosthenes und die der Philosophen Plotin, Proclus und Philon, kann man den unermeßlichen Verlust für unsere menschliche Kultur und unser Wissen nicht zuletzt bezüglich der Metaphysik grob erahnen. Denn unwiderruflich gingen natürlich auch die dem Hermes zugeschriebenen Schriften größtenteils baden. Was uns erhalten blieb kommt über oft unklare Kanäle zu uns, zum Teil stammt es auch fragmentarisch aus selektiven Zitaten früherer Kirchenväter, die sie als Gegenthese zu ihrem eigenen dogmatischem Standpunkt verwandten. Bekannt sind heute vor allem 17 unter dem Sammelbegriff „Corpus Hermeticum" zusammengefaßte längere Traktate, welche philosophische und theologische Fragen behandeln. Ihr zentrales Thema ist die Wiedergeburt und Apotheose des Menschen durch Kenntnis von dem einen transzendenten Gott. Andere überlieferte Texte wie der „Liber Hermetis" beziehen sich ausschließlich auf Fragen der Astrologie und Alchemie oder auch der praktisch anwendbaren Magie („Picatrix"). Der Besitz des letzteren beförderte einen vor noch nicht allzu langer Zeit zuverlässig auf den Scheiterhaufen.

Was einem neugierigen Leser in diesem Zusammenhang zumeist als „esoterisch" zumeist als Erstes begegnet entstammt der „Tabula Smaragdina", einer bei Ausgrabungen in der Cheopspyramide gefunden Smaragdtafel, welche die gesammelte Weisheit des hermetischen Denkens beinhaltet.

Lange verschwunden, vermutlich absichtlich vor neugierigen Augen verborgen, fand sie, so will es die Fama, erst der ägyptische König Nechepso (circa 200 v. Chr.) wieder, nachdem ihm die Götter die Reife und intellektuelle Einsicht zum tieferen Verständnis des okkulten Textes gewährt hatten. Tatsächlich wurden später zwei solche Tafeln entdeckt, die in griechischer und koptischer Sprache überliefern. Die erste textliche Übertragung ins Lateinische geschah irgendwann im 12. Jahrhundert und beruhte zum Teil auf einer arabischen Fassung, welche wiederum auf alexandrinische Quellen zurückgriff. Das Testament des Hermes in Kurzform übte zu Anfang des Christentums einen starken Einfluß auf die christliche Gnosis aus, beeinflußte später in der Renaissance den Humanismus und prägt bis heute Denker jeglicher Couleur.

Doch bevor wir uns in die Tiefen der Metaphysik stürzen, sollte man noch wissen, daß es in den meisten Religionen und verschwiegenen Gesellschaften zumindest zwei Gruppen von Wissenden gibt. Rein pragmatischen lassen sich die angetragenen Lehren qualitativ nämlich unterteilen, und zwar in einen detaillierten Fundus, die „reine Lehre" eben, für Angehörige des „inneren Kreises" (Esoterik), welche angeblich als einzige aufgrund ihrer Herkunft, Intelligenz, Moral etc. dazu berufen sind, dieses Geheimwissen inbrünstig zu erfassen und weiterzutragen.

Die Masse der (zahlenden) Mitglieder, den äußeren Kreis („Exoterik"), halten die Oberen mit „Brot und Spielen" in Form lapidarer Erklärungen und billiger Dogmen bei Laune; verschweigt ihr dafür aber im Zusammenhang eines tieferen Verständnisses wichtige Informationen und verkauft sie im allgemeinen für dumm, was wiederum dem inneren Kreis seine angebliche Überlegenheit beweist.

Aus dem Grunde bleiben manche Leute ein Leben lang in einer (geheimen) Organisation ohne sich praktisch auch nur ein kleines bißchen zu verbessern. Lange Rede kurzer Sinn: Man kann nicht alles, was da immer so an großem Geheimnis dahergefaselt wird, für bare Münze nehmen, weil zumeist die Bezugspunkte im Gesamtbild gründlich vernebelt werden, schließlich ist Wissen stets auch Macht. Wer weiß, redet nicht – und wer redet, weiß nicht. Wenn wir als Außenstehende also wissen möchten, was „die Welt im Innersten zusammenhält",[160] müssen wir uns schon selber auf die Socken machen, und da bietet die Hermetik mit ihrer Forderung nach Synthese einem wahrhaft Suchendem den zuverlässigsten Ankerplatz.

Auf unserem unsicheren Weg helfen uns vor allem tradierte Erfahrungen, schließlich sind wir nicht die ersten, und die simple Logik eines „gesunden Verstandes". Wenn wir Gott als den „Ursprung des Ganzen dessen was ist" definieren, so müßte doch die Betrachtung seiner Welt einige berechtigte Aussagen über ihren Schöpfer zulassen, ebenso wie ein Buch Rückschlüsse über seinen Autor gestattet. Die Folgerungen können dabei natürlich nur sehr allgemeiner Natur sein, denn mit einem begrenzten Bewußtsein läßt sich eine transzendente Unendlichkeit intellektuell nicht wirklich erfassen; auch wenn die Theologie genau das unter verzweifelter Zuhilfenahme von Dogmen versucht. Aber wir kommen so zumindest zu konkreten Aussagen über den göttlichen Kern der Schöpfung, über die ihr zugrunde liegenden Prinzipien, die immer waren und sein werden; und aus denen sich folglich auch unsere individuelle Existenz sehr direkt speist.

Die Erkenntnis des menschlichen Geistes und der physischen und geistigen Welt führt somit direkt zur Gotteserkenntnis, alles ist eins. Diese tiefe Einsicht wurde den Wahrheitssuchenden über dem Eingang des Tempel im altgriechischen Delphi, bis 390 n. Chr. der „Nabel der Welt", eindringlich um die tumben Ohren gehauen: „Erkenne dich selbst, damit du Gott erkennst!"

Wenn wir wirklich verstanden haben, wie nach welchen ehernen Regeln das gesamte Universum prinzipiell funktioniert, können wir uns vertrauensvoll in die kosmische Ordnung einklinken und uns, ohne irgendwelche Rückkoppelungen befürchten zu müssen, frei nach Belieben in ihr bewegen. Wir sind endlich selbstbestimmt und gehen freiwillig in einem übergeordneten Ganzen auf, das uns alles an Möglichkeiten und Erfahrungen bereitstellt, die wir in der Materie zu weiterem spirituellen Wachstum benötigen. Natürlich gibt es nichts umsonst, denn ohne Disziplin und lange und harte Arbeit an sich selber geht in der Regel nicht viel, vor allem aber schreckt der „Tod des Ego" die meisten Sucher ab, da es uns zuvor ziemlich erfolgreich glauben machte, man könne nicht ohne existieren: Ein Leben ohne Ego, das ist die Hölle! (Und wenn schon.)

Jedenfalls faßte Hermes Trismegistos auf seiner Smaragdtafel mit ganz knappen Sätzen die sieben Prinzipien des Universums, die jenseits von Zeit und Raum geltend das Fundament allen Wissens bilden, für alle diejenigen unter uns, die hören wollen, ein für alle mal kategorisch zusammen. Leider kann ich mich im Rahmen des Themas nur kurz damit befassen.

1. <u>Das Prinzip der Geistigkeit</u>
„Das All ist Geist, das Universum ist mental."

Das Universum, das „All" also „Alles", ist eine geistige Schöpfung Gottes. Das bedeutet, daß jedwede Materie ihren Ursprung im Geistigen hat, Materie ist lediglich manifestierter Geist oder, wie die Quantenphysiker sagen „geronnene Energie" verschiedener Dichte. Daraus ergibt sich, daß jeder Gedanke schöpferisch ist und ihm die Tendenz sich zu materialisieren innewohnt. Wir leben also in genau der Welt, die wir uns zuvor erdacht beziehungsweise imaginär vorgestellt haben. Ändern wir unsere (un)bewußten Überzeugungen, so nimmt unser Leben eine andere Richtung. Doch werden wir das erste Prinzip erst richtig erfassen, wenn wir die folgenden verstanden haben, denn sie zeigen uns wie das Erste wirkt.

2. <u>Das Prinzip der Entsprechung</u>
„Dasjenige, welches unten ist, ist gleich demjenigen, welches oben ist: Und dasjenige, welches oben ist, ist gleich demjenigen, welches unten ist, um zu vollbringen die Wunderwerke eines einzigen Dinges."

Hier im Denken in Entsprechungen, haben wir eines der zentralen Elemente der Esoterik, das sich darum bemüht, alles (das Eine) in Allem zu sehen. Genauso wie wir linear (oder horizontal) denken, kann man Zusammenhänge auch vertikal erkennen, so wie ich nach dem Betreten eines riesigen Wolkenkratzers mit vielen Stockwerken nach dem gründlichen Betrachten des Parterres gezielte Aussagen über die anderen Stockwerke darüber machen kann.

Also hat zum Beispiel die Zeit nicht nur einen quantitativen Aspekt, den des Verstreichens auf einer linearen Zeitschiene, deren Mittelpunkt durch die Geburt Jesus markiert wird, sondern auch einen qualitativen, dem sich vor allem die Astrologie widmet. Da alles in vorhersagbaren Zyklen geschieht, lassen sich Tendenzen im aktuellen Geschehen zumindest ausmachen, wenn auch nicht festschreiben. Im übrigen legte gerade der Maya-Kalender, der im Jahre 2012 abrupt endet, ausschließlich auf diesen qualitativen Aspekt der Zeit Wert.

3. <u>Das Prinzip der Schwingung</u> (und Resonanz)
„Nichts ruht; alles bewegt sich; alles schwingt."

Das dritte Prinzip besagt, daß sich alles in nie endender Bewegung befindet. Die Buddhisten lehren, daß unablässiger Wechsel das einzig wirklich Sichere ist, ein Gedanke, den der griechische Philosoph Heraklit (550-480 v. Chr.) so ausdrückte: „Alles fließt". Wasser ändert zum Beispiel drastisch aufgrund einer simplen Schwingungsänderung seiner Moleküle seine Erscheinung: mal Eis, mal flüssig und mal gasförmig, bleibt es seinem Wesen nach stets H2O.

Ein praktisches Beispiel mag den Wert dieses Prinzips für unsere Lebensführung zeigen: „Wie man in den Wald hineinruft, so schallt es heraus." Gleich und Gleich gesellt sich gern, wir nehmen die Welt aufgrund unbewußter Filter so wahr, wie wir selbst gestrickt sind. Sie ist ein Spiegel, der unsere Eigenschaften und Überzeugungen

1:1 reflektiert. Nutzen wir diese Erkenntnis, werden wir in unserer Selbstverantwortung schnell wachsen.

4. <u>Das Prinzip der Polarität</u> (auch als „Dualismus" bekannt)
„Alles ist zweifach, altes ist Pole; alles hat seine zwei Gegensätze; Gleich und Ungleich ist dasselbe. Gegensätze sind ihrer Natur nach identisch, nur im Grad verschieden; Extreme begegnen einander; alle Wahrheiten sind nur Halb-Wahrheiten; alle Paradoxa können in Übereinstimmung gebraucht wenden."

Mit anderen Worten: Jede Medaille hat zwei Seiten, wir können nur eine Grube schaufeln, wenn wir woanders einen Haufen aufschütten. Isaac Newton nannte dieses Prinzip „actio = reactio", was bedeutet, daß jede Kraft eine gleich große Gegenkraft erzeugt bzw. mit sich bringt. Verkürzt zum Beispiel ein Musiker das räumliche Element des Instruments durch Abgreifen die Saitenlänge, so vergrößert sich im Verhältnis dazu das zeitliche Moment, die Schwingungszahl, und umgekehrt. Nichts existiert ohne ein Gegenstück, wo es Licht gibt, gibt es notwendigerweise auch Schatten. Das heißt aber auch, daß sich die beiden Pole in der Materie einander bedingen, denn lösche ich einen von beiden aus (zum Beispiel Armut), habe ich den anderen mit erledigt. Oder mit den schönen Worten des Philosophen Lao Tse:

„Wenn auf Erden alle das Schöne als schön erkennen, so ist dadurch schon das Häßliche gesetzt. Wenn auf Erden alle das Gute als gut erkennen, so ist dadurch schon das Nichtgute gesetzt. Denn Sein und Nichtsein erzeugen einander. Schwer und Leicht vollenden einander. Lang und Kurz gestalten einander. Hoch und Tief verkehren einander. Stimme und Ton sich vermählen einander. Vorher und Nachher folgen einander."

5. Das Prinzip des Rhythmus

„Alles fließt; aus und ein; alles hat seine Gezeiten; alles hebt sich und Schwung des Pendels äußert sich in allem; der Ausschlag des Pendels ist das Maß für den Ausschlag nach links; Rhythmus gleicht aus."

Alles hat ein Auf und Ab, alles wird, ist und vergeht, um in einem ewigen gezeitenähnlichen Rhythmus erneut zu werden. Leben ist die Voraussetzung für den Tod und umgekehrt. Das Prinzip der Fluktuation lehrt unter anderem, auf die Zeitqualität zu achten, denn es ist ein Unterschied, ob ich mit oder gegen den Strom schwimme. In schweren Zeiten spendet es uns Trost, denn alles wandelt sich, in guten Zeiten können wir uns die Weisheit, die in der Bescheidenheit liegt, aneignen.

6. Das Prinzip von Ursache und Wirkung (spirituell als Karma bekannt)
„Jede Ursache hat ihre Wirkung; jede Wirkung hat ihre Ursache; alles geschieht gesetzmäßig; Zufall ist nur ein Name für ein unerkanntes Gesetz, es gibt viele Pläne von Ursachen, aber nichts entgeht dem Gesetz."

Jede Ursache hat eine Wirkung, die selbst wieder zur Ursache für weitere Wirkungen werden kann, eine unendliche Kettenreaktion sozusagen. Damit fallen Ursache und Wirkung ab einem bestimmten Punkt zusammen. So wie es ohne Feuer kein Rauch geben kann, so gibt es weder Zu- noch Unfälle, sondern nur unverstandene (geistige) Gesetzmäßigkeiten, die aufgrund unserer Ignoranz zumeist gegen uns arbeiten. Letzten Endes lernen wir, daß wir selbstverantwortlich sind, Unwissenheit (der hermetischen Grundsätze) schützt nicht vor „Strafe". Hier finden wir im übrigen die philosophische Grundlage des früher auch im Christentum weitverbreiteten Reinkarnationsgedankens, der 553 vom Fünften Allgemeinen Konzil in Konstantinopel aus der Bibel getilgt wurde.

7. Das Prinzip des Geschlechts
„Geschlecht ist in allem; alles hat sein männliches und sein weibliches Prinzip in sich; Geschlecht offenbart sich auf allen Plänen."

Alles hat einen männlichen und einen weiblichen Aspekt, eine Einsicht, die gerade der Taoismus in seinem Yin-Yang-Symbol eindringlich vermittelt. Es geht hier nicht nur um die bereits angesprochene Polarität, sondern vor allem auch um die Qualität und Ausrichtung von Kraft. Männliche Energie ist positiv, treibend und nach außen gerichtet, weibliche ist negativ, empfangend und nach innen orientiert, beide ergänzen sich und können nicht ohne ihr Gegenteil existieren. Nur wenn sich beide Aspekte innig miteinander verbinden, kann es zur Geburt von etwas Neuem kommen. Lassen wir uns von den schlechten Gedanken (Massenmedien) und Launen anderer anstecken, so ernten wir gemäß dem 2. Prinzip, was wir garantiert nicht wollen, „denn wer auf sein Fleisch sät, wird vom Fleisch Verderben ernten; wer aber auf den Geist sät, wird vom Geist ewiges Leben ernten."[161] Womit wir wieder beim 1. Prinzip gelandet sind.

Nun, ich denke, ein paar dieser ewigen Prinzipien kommen Ihnen bereits aus der Elektrizitätslehre weiter oben bekannt vor, denn natürlich sind sie hier ebenfalls zuhause. Und damit habe ich im Mikrokosmos eine Entsprechung zu den Grundregeln des (Makro-

)Kosmos gefunden, analog betrachtet ist alles eins, Trennung ist eine (menschliche) Illusion. Und vielleicht verstehen Sie jetzt auch, warum der Buddhismus stets zwischen den Extremen vermitteln möchte und deshalb mit Recht als „Pfad der Mitte" bezeichnet wird. Es ging mir aber vor allem darum, zu zeigen, daß wir unserem „Schicksal" nicht hilflos ausgeliefert sind; sondern daß wir durchaus, Verständnis vorausgesetzt, in der Lage sind, uns an den kosmischen Gegebenheiten auszurichten und so eine andere Zukunft zu kreieren, denn „wie oben so unten, wie unten so oben."

Wenn Makrokosmos und Mikrokosmos identisch sind, und davon geht mittlerweile sogar die moderne Physik aus, nachdem sie Parallelen zwischen dem Aufbau des Atoms und der Galaxien entdeckt hat, dann hat jeder Mensch Anteil am Göttlichen; wir selber erschaffen unsere Realität, sei es zum Guten, sei es zum Bösen.[162]

Geheime Harmonien –
Von Zahlen und Intervallen

„Octavus sanctos omnes docet esse beatos."

Kapitell der französischen Abteikirche zu Cluny[163]

Was ist das Geheimnis eines erfolgreichen Diskjockeys? Nun, er steuert intuitiv die vorherrschende Stimmung der im Lokal Anwesenden in die gewünschte emotionale Richtung, das mag zwar in der Regel ein den Umsatz steigerndes positives Wir-Gefühl sein, kann aber auch schon mal eher kontemplativ werden, wenn die Leute sich lieber unterhalten wollen. Ich möchte damit nur sagen, daß Musik ganz direkt unsere Stimmung unabhängig von unserer Intention beeinflußt, ein Wissen, das jeder Supermarkt und mancher öffentlicher Fahrstuhl- und Toilettenbetreiber gezielt einsetzt. Das Militär nutzt schon seit Jahrtausenden blecherne „Marschmusik", um seine indoktrinierten Angehörigen dazu zu motivieren, unkritisch für ihr Vaterland zu morden und zu sterben.[164]

Wenn sie endlich verschieden sind, schmettern ihnen fetzige Hörner und Trompeten die letzten verhallenden Töne hinterher, so war es schon in Jericho. Es gibt inzwischen sogar eine eigene Industrie, die ausschließlich „Musik" zur Manipulation der Massen produziert. Ihre konzeptionisierten Hintergrundgeräusche, geisttötendes Dauergedudel verharmlosend als „Gebrauchsmusik" eingestuft, nennt sie „Muzac"; bevorzugte Einsatzorte sind, wen wundert's, Einkaufszentren und Knäste, also Orte, wo man sich nicht gut wehren kann. Als neugieriger Hermetiker könnte man jetzt nach existenten Querverbindungen suchen.

Zum Glück bietet die Hermetik deutlich mehr als lediglich eine philosophische Erkenntnis des göttlichen Ganzen, denn sie verbindet damit überdies äußerst pragmatische Ansätze. Schließlich verschmolz mit ihr im Laufe der Jahrhunderte auch das Geheimwissen anderer Völker, die sie zum Beispiel um Aussagen und Querverweise zur jüdischen Kabbala bereicherten; und so wuchs der Fundus immer weiter, denn alles, was Wissen schafft, ist reine „Wissenschaft", man kann also seine Analogien auf allen Ebenen des Seins knüpfen, wenn es denn förderlich ist. Und da waren bereits die alten Griechen, angeblich die einzigen Väter der europäischen Kultur, weltmeisterlich, denn sie hatten seinerzeit einen direkten Draht zu den altägyptischen Mysterienschulen.

Jeder, der sich mal mit der Geometrie beschäftigt hat, ist irgendwann dabei über den hellenischen Philosophen Pythagoras gestolpert, der nachwies, daß die Fläche eines Quadrats über der Hypotenuse C eines rechtwinkligen Dreiecks der Flächensumme der Quadrate der beiden anderen Seiten entspricht ($a^2 + b^2 = c^2$). Und das ist kein rechnerischer Zufall, denn *„die hermetische Erkenntnis ist die Wissenschaft vom*

Weltall, und ein Schlüssel zu ihrem Verständnis liegt in der Lehre von den Zahlen. Die Zahlenlehre wurde von den Griechen übernommen und durch Pythagoras und seine Schule zu hoher Vollendung geführt. Hier finden wir die noch heute bekannten Namen eines Philolaos, Architas, Sokrates, Plato und anderer."[165]

Wir haben in der Schule also mal wieder nur „die halbe Wahrheit" gehört, denn in Wahrheit drehte es sich darum, mittels einer mathematischen Beweisführung esoterische Wahrheiten zu lehren. Mit anderen Worten: Es ging um Zahlenmagie, es ging um kosmische Analogien, es ging immer nur um die Berechenbarkeit des Numinosen.

Pythagoras, um 580 v. Chr. in Samos geboren, studierte gründlich die Lehren der vorsokratischen Philosophen[166] bevor er lange Reisen nach Ägypten und Babylonien unternahm. Dort wurde er in die hiesige Priestergemeinschaft aufgenommen und von ihr in ihre allumfassende Weisheit und geheimen Gebräuche eingeweiht. Um 525 v. Chr. gründete er schließlich in Kroton, einer griechischen Kolonie in Unteritalien, seine einflußreiche Schule mit sittlich-religiösem, politischem und wissenschaftlichem Auftrag. Seine Lehren wurden ausschließlich mündlich überliefert, alle Schüler waren zur strikten Geheimhaltung und einer vorbildlichen Lebensführung verpflichtet. Hier, im inneren Kreis, postulierten die Pythagoräer die Unsterblichkeit und Wiedergeburt der menschlichen Seele, ein ewiges Kommen und Gehen.

Praktisch schufen sie die Grundlagen unserer Mathematik, denn sie beschäftigten sie sich vor allem auch mit Fragen der Rechenkunst. Im Zentrum ihrer Zahlentheorie standen dabei das Verhältnis der geraden zu den ungeraden Werten sowie die Bedeutung von Quadrat- und Primzahlen. Von diesem arithmetischen Standpunkt ausgehend entwickelten sie ein Zahlenmodell, das sie als letztes Prinzip aller Proportionen, der Ordnung und der göttlichen Harmonie des Universums ansahen. Dem kosmischen Prinzip der Unbegrenztheit stellten sie das Prinzip der Begrenztheit gegenüber; Sinnbild dieser

Begrenztheit war die Zahl, die ihrer Lehre zufolge allen Dingen ihre Struktur verlieh.

Pythagoras setzte den Punkt, weil unteilbar, der Einheit gleich, die gerade Linie der 2, weil sie durch zwei Punkte bestimmt wird. Die 3 war für die durch mindestens drei gerade Linien begrenzte Fläche reserviert, die 4 für den Körper, weil selbst der einfachste regelmäßige von ihnen durch vier Flächen definiert wird.

Die innere Ordnung oder auch Harmonie der Zahlenverhältnisse spiegelte sich in der Welt („im Kleinen") und dort besonders gut erkennbar in der Musik, wieder. *„Pythagoras fand, daß die harmonischen Intervalle auf Zahlenverhältnisse zurück gingen. Er setzte das Verhältnis des Grundtons zur Oktave wie 1 zu 2, zur Quinte wie 2 zu 3, zur Quarte wie 3 zu 4 fest. Somit waren es die Zahlen, welche in den Tönen vernommen wurden; die Zahlen tönten."* [167]

Man sieht hier überdeutlich den prägenden hermetischen Einfluß, denn es wurden zahlreiche Analogien zwischen Zahlen, Musik, geometrischen Proportionen und so weiter gezogen. Ziffern bestimmten in den Augen der Pythagoräer Gestalt, Ordnung und das Gesetz eines jeden Dings und machten somit ihr Wesen an sich aus. Indem sie aber das Wesen, sozusagen seine Seele, sind, sind sie die Dinge selbst. Pythagoras Philosophie läßt sich folglich auf „Alles ist Zahl!" reduzieren.

Da das Universum per se in Harmonie ist, also Kosmos anstelle von Chaos, sollte sich auch die Welt und jedes in ihr existente Ding notwendigerweise in „Ein-Tracht" – im Gegensatz zur „Zwie-Tracht" – befinden, und das Postulat erweitert sich so noch auf: „Alles ist Zahl und Harmonie!" Damit wurde die laute Forderung nach Gleichklang in allen irdischen Beziehungen zum Grundpfeiler der pythagoreischen Ethik. Die kosmische Entsprechung, die Blaupause, stand in den Sternen geschrieben, sie ist analog aber auch in der Harmonielehre zu finden: Jede Disharmonie strebt danach, sich in eine Harmonie aufzulösen. Wenn gilt, daß Zahl gleich Musik gleich „Ein-Klang" gleich Gott ist, dann besteht die golden Brücke zum ewigen Ursprung aus Ziffern, sie halten ähnlich einer Klammer alles, was ist, zusammen. Folgen wir dieser Analogie noch ein bißchen und betrachten wir die unmittelbare Auswirkung von Tönen auf das Bewußtsein.

Meditation (lat.: meditatio: das Nachdenken) ist trotz verschiedener Vorgehensweisen in allen Religionen wichtiger Bestandteil der kontemplativen Selbsterkenntnis. Dabei kommen zur Förderung der Versenkung oft zweckdienliche Klänge, das mögen durchaus auch Glocken oder gregorianische Gesänge sein, zum Einsatz.

In Asien werden dazu seit Jahrtausenden in den Veden überlieferte Sanskritsilben verwendet. Sie heißen Mantren und sind heilige mit Bedeutung aufgeladene Schwingungen, die zum Beispiel in Verbindung mit dem Atem manchmal stundenlang rezitiert werden. Solch ein Lautsymbol, wenn man es nur lange und oft genug wiederholt, verändert aufgrund der ihm inhärenten sprachlichen Bedeutung und der feinen Schwingung des Klangs langsam aber nachdrücklich das Anwenderbewußtsein.

Im Hinduismus und Buddhismus repräsentiert der Laut OM das allerhöchste Wesen. Doch auch die Stille vor und nach dieser Silbe bestehend aus den Klängen A-U-M[168]; das ist bedeutsam, denn als Lautlosigkeit symbolisiert sie das Gewordene, das jetzt Werdende und das dereinst Werdende sowie all das, was über diese drei Formen beschränkter Zeitlichkeit hinaus weist, nämlich die zugrundeliegende Einheit, das All. Die Schwingung des OM wird von den Buddhisten als der Urklang betrachtet, der das Universum aus dem Nichts erschuf, als „das Wort, das am Anfang war" (1,1 Johannesevangelium), um aus der großen Leere heraus die Materie zu manifestieren.

Mit anderen Worten: OM ist der Atem Gottes, und wer sich damit in Gleichklang (Resonanz) bringt, schwingt in IHM. Alles ist Eins.

ॐ – OM

Wir haben zumeist aufgrund einer sintflutartigen Wortlawine aus allen Ecken und Winkeln völlig vergessen, daß Worte in ihrer Essenz Bedeutungsträger und Klang sind, also reine sinntragende Schwingung, eben eine Botschaft. Sie haben, wie gerade unsere Medienlandschaft[169] weiß, Konsequenzen und können ziemlich direkt Leben (und Kaufgewohnheiten) eines Menschen beeinflussen, man muß sie ihm nur oft genug um die Ohren schlagen, möglichst noch geschickt in einer stupiden Melodie verpacken, und irgendwann wird das gepeinigte Opfer den „Ohrwurm" nicht mehr los. Von daher ist jetzt auch die Wirkung von Flüchen, früher richtig als „Kraftworte" bezeichnet, verständlich. Sie schaden nur demjenigen, der mehr oder weniger bewußt an Verwünschungen glaubt, denn dann kann eine beabsichtigte böse Wirkung aufgrund der unbewußten Resonanz ihren unheilvollen Lauf nehmen.[170]

Wir sollten daher gerade im Gesamtkontext gut auf unsere (Macht-)Worte achten, denn lose Bezeichnungen vereinen sich ähnlich einem Akkord, der aus mehreren einzelnen Tönen besteht, zu Sätzen, und so ist es eine wirklich tiefe Weisheit, wenn der Talmud, das heilige Buch der Juden, uns folgendes rät:

„Achte auf Deine Gedanken, denn sie werden Deine Worte.

Achte auf Deine Worte, denn sie werden Deine Taten.

Achte auf Deine Taten, denn sie werden zur Gewohnheit.

Achte auf Deine Gewohnheiten, denn sie werden Dein Charakter.

Achte auf Deinen Charakter, denn er wird Dein Schicksal!"

Die Matrix der Schöpfung

Konsonantisch ⎯⎯⎯⎯⎯⎯⎯⎯⎯⎯⎯⎯⎯⎯⎯⎯⎯→ Dissonantisch

Oktave	Quinte	Quarte	Große Sexte	Große Terz	Kleine Terz	Kleine Sexte	Kleine Septime	Große Sekunde	Große Septime	Kleine Sekunde	Tritonus
1:2	2:3	3:4	3:5	4:5	5:6	5:8	5:9	8:9	8:15	15:16	32:45

Jedenfalls können die Pythagoräer generell so schlecht nicht gerechnet haben, denn sie lehrten als erste, daß die Erde eine Kugel sei. Damit befanden sie sich schwer im Widerspruch zu den alten Koryphäen Thales (um 625 bis um 546 v. Chr.), und Anaximander (um 611 bis ca. 547 v. Chr.), welche sie als eine tafelförmige Fläche beziehungsweise als walzenförmigen Körper beschrieben hatten.

Sie waren vermutlich durch die richtige Deutung des Schattens auf dem Mond zu dieser Annahme gelangt und hatten auch verstanden, daß der Mond nicht selbst leuchtet, sondern angestrahlt wird. Diese Beobachtungen brachten Philolaos (5. Jh. v. Chr.) zur Theorie eines „Zentralfeuers", das, weil niemals direkt beobachtbar, durch eine dazwischen liegende Gegenerde verborgen sei. Ihr zufolge war die 24-stündige Drehung der Erde um dieses hypothetische Feuer für die täglichen Himmelswanderungen der Gestirne verantwortlich. Damit waren sie als scheinbare Progression entlarvt, zusätzlich hatte man die Rotation der Erde um ihre eigene Achse erkannt.

Doch das war noch nicht alles, denn die Pythagoräer waren der Ansicht, Planeten und Sterne seien durch berechenbare Intervallabstände voneinander getrennt, die den harmonischen Klängen von Saiten, speziell denen des Monochords, entsprächen, die Bewegung der Planeten erzeuge dabei eine so genannte „Weltharmonie" oder „Sphärenklänge". Ihre Kenntnisse der „harmonikalen Grundlagen", wurden natürlich an den von ihnen beschrieben musikalischen Proportionen mathematisch wasserdicht abgesichert. Im übrigen überlebten diese philosophischen Gedankengänge einige Jahrhunderte, denn die gregorianischen Choräle der Renaissance griffen ebenfalls darauf zurück.

Oktavieren bedeutet, eine Proportion zu verdoppeln – oder sie zu vervier- oder verachtfachen etc., also jede Potenz der Zahl 2 anzuwenden. Ob eine Oktave doppelt oder nur halb so schnell schwingt ändert nichts am Ton, sondern lediglich am Klang. Eine Frau, die ihre Partitur im Oktavabstand zu der eines Mannes singt, phrasiert genau dieselbe Melodie, wenn auch in einem anderen Verhältnis zum Grundton. Die Oktave ist also ein überzeugendes Symbol der Einheit, des natürlichen „Gleich-Klangs", nicht zuletzt auch deshalb, weil sie die Obertonreihe harmonisch anführt und ihr größtes Intervall ist. Ihr folgen Quinte, Quarte und große Sexte etc., und die Abstände werden sukzessive immer kleiner, bis wir nach insgesamt 7 Oktavschritten keinen Unterschied mehr hören können, die achte Oktave führt uns in die Einheit zurück. Interessanterweise können selbst unmusikalische Menschen, die sich im Allgemeinen bei der Beurteilung von Gleichklang schwer tun, Oktaven genau bemessen. Auch stückelt ein anderes Intervall, nämlich der Tritonus, früher stets als „diabolus in musica" bezeichnet, die Oktave in zwei Teile, „der Teufel" zerstört den göttlichen Ein-Klang, es herrscht mal wieder Disharmonie. Heutzutage werden wir auf der harmonikalen Suche sogar bei den Spins der Elektronen und Protonen fündig, denn eine Drehung kann parallel (Plus-Spin) oder antiparallel (Minus-Spin) zum Bahnmoment stattfinden. Im ersten Fall springt die Oktave nach unten, im letzteren nach oben.

Lange verlacht, verspottet und vergessen war es der deutsche Astronom Johannes Kepler (1571-1630), der Pythagoras harmonikale Behauptungen schließlich doch noch bestätigte. Nachdem er entdeckt hatte, daß die Planeten elliptisch und nicht wie behauptet kreisförmig reisen, beschäftigte er sich ausführlich mit den Verhältnissen und Proportionen innerhalb ihrer Umlaufbahnen und wies 1619 in seinem fünfbändigen Hauptwerk „De Harmonice Mundi" schlüssig nach, daß im Verhältnis der Geschwindigkeiten der Planeten untereinander eine große Anzahl musikalischer Harmonien existieren.

„Auffällig ist in der Tat nicht nur, daß sich die Planeten in elliptischen Bahnen bewegen, sondern daß sie aus der unendlichen Fülle

möglicher Bahnen genau solche gewählt haben, die in ganzzahligen Proportionen unserer irdischen Musik schwingen und klingen."[171]

Willie Ruff und John Rodgers, Professoren der Yale University, oktavierten dann in unserer Zeit die planetaren Umlaufbahnen in den uns hörbaren Bereich (20 Hz bis max. 20.000 Hz) hinunter, speisten alles in ein elektronisches Musikinstrument, einen Synthesizer, und nahmen davon eine Schallplatte auf. Ihre Aufnahme erwies sich als „ein moll-gestimmtes Duett", in dem Erde und Venus miteinander um die Wette konzertieren. Die restlichen Planeten orgelten fleißig mit.

Heute wissen wir dank der Radioastronomie, daß das Universum sich nicht wie ein gekränkter Ehemann bleiern ausschweigt, sondern zum Beispiel dank Quasaren, die mit der Helligkeit mehrerer hundert Galaxien strahlen, in satten Geräuschen und konsonanten Klängen schwelgt. Mal abgesehen von der diffusen Hintergrundstrahlung,[172] welche der gängigen Theorie zufolge die noch in Resten vorhandene Auswirkung des extrem heißen Zustands zu Beginn des Urknalls sein soll, existieren in der Galaxis zahlreiche Einzelquellen einer Radiostrahlung wie die Überbleibsel von Supernova-Explosionen, Radiosterne, ganze Radiogalaxien sowie Emissionsnebel und Pulsare. In der Tat hatten die Alten wieder einmal recht: Der Kosmos ruht seit Anbeginn in zeitloser Harmonie.

Es sagt daher einiges über unsere hektische Zeit, daß wir im Brustton der Überzeugung behaupten, das All(es) sei vor rund 14 Milliarden Jahren mit einer gewaltigen Explosion aus dem materiellen Nichts, mit einem „Big Bang",[173] einem sich grenzenlos in alle Ewigkeit in alle Himmelsrichtungen ausdehnendem brachialen Wumm, ins Diesseits getreten.

Wie oben so unten: Die Heilige Geometrie

„Wir können nicht über die Natur gebieten, außer dadurch, daß wir ihr gehorchen."

Francis Bacon (1561-1626), englischer Philosoph [174]

Ich hatte ja schon kurz anklingen lassen, daß es Pythagoras nicht in erster Linie um eine exakte mathematische Beweisführung ging, wenn er sich geometrischen Problemen widmete. Als gestandener Hermetiker wußte er um die analogen Entsprechungen zur spirituellen Ebene, suchte also den direkten Kontakt zum numinosen Ursprung hinter allen Zahlen, die den Makro- mit dem Mikrokosmos logisch verbinden. Damit war die Geometrie als die Synthese von Zahl und Gestalt zugleich Stilmittel der Schöpfung, folglich ließen sich an ihr esoterische Aussagen zwei- und dreidimensional demonstrieren. Hier als kleines Beispiel ein magisches Quadrat vierter Ordnung, in dem die Quersumme, egal ob man sie vertikal, horizontal oder diagonal addiert, stets 34 ergibt. Diese zweistellige Ziffer, nochmals mit sich selbst addiert, beinhaltet als immanente Ebene die heilige Zahl 7. Außerdem geschieht dies bei der Addition der vier Eckenquadrate und der jeweils vier kleinen Innenquadrate.

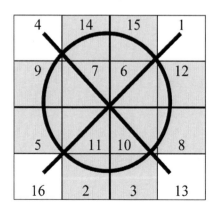

Folgen wir diesen uns ungewohnten Gedankengängen stoßen wir auf schnell auf die Architektur, deren Grundlagen ja fest auf der Geometrie, die sie dreidimensional in die lineare Zeitebene übersetzen, basieren. Aus diesen Überlegungen heraus wurden gerade in der Gotik und Renaissance Baumeister als Mittler zwischen Himmel und Erde verehrt, weil sie die ewigen Wahrheiten, das „Wort Gottes" sozusagen als Blaupause, in Stein faßten und so seine Herrlichkeit sinnlich erfahrbar machten.

Wenn man sich mal die Grundrisse mittelalterlicher Kirchen und Kathedralen genauer ansieht, stößt man buchstäblich auf Schritt und Tritt auf die ihnen zugrunde liegenden hermetischen Prinzipien, die sich an Vitruvs alter Forderung, der Architektur das menschliche Ebenmaß zugrunde zu legen, anlehnen. Der erste, der diesem lang gehegten Bedürfnis endlich Rechnung trug, war der Kölner Arzt, Philosoph und Theologe Heinrich Cornelius Agrippa von Nettesheim (1486-1535); ein Zeitgenosse Paracelsus und Schüler des Abts und Hermetikers Johannes Trithemus von Sponheim. Sein Hauptwerk „De occulta philosophia" (1510) gilt nach wie vor als das umfassendste und beste Werk über die hermetische Philosophie und Alchimie.

„Die Neuplatoniker seiner Zeit ahnten, daß die Zahlen die direkten Gedanken eines herrschenden Schöpfers seien und Geometrie das Mittel, durch das sich das wahre Wesen der Zahlen zuerst manifestiert habe (...) Die Fortschritte in der modernen Physik machen diese alten Überzeugungen immer glaubwürdiger, manchmal auf verblüffende Weise. Eine Theorie geht davon aus, daß im Anbeginn des Universums vollkommene Symmetrie geherrscht habe: Die Materie sei aus der Energie auskristalliert wie Eis aus gefrierendem Wasser. Der Bruch dieser absoluten Symmetrie habe das Universum als solches erschaffen. Diese Theorie wird als die Vakuum-Genesis-Theorie bezeichnet. Aus dem Nichts sei der Funke zur Weltentstehung gekommen."[175]

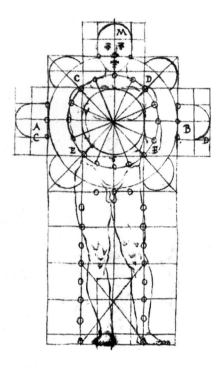

Sakrale Geometrie: hermetische Bauzeichnung des
Franziskanermönchs Francesco Giorgi (1466-1540)

Aber es gab noch andere gute Gründe, warum die Geometrie „heilig" sein mußte. Im Judentum galt seit jeher das Verbot, Götzenbilder anzufertigen, ein Tabu, das der Islam später übernahm. Noch heute sind deshalb in Moscheen und Synagogen keine bildlichen Ausschmückungen wie in unseren christlichen Kirchen anzutreffen; denn jeder Versuch, die natürliche Welt einschließlich des Menschen abzubilden, galt als blasphemischer Versuch dem Schöpfer ins Handwerk zu pfuschen. Nur Gott allein hatte das Privileg aus dem Nichts Formen zu erschaffen, jeder menschliche Versuch in dieser

Richtung mußte daher sein Werk parodieren oder schlimmer noch zur Karikatur herabwürdigen.

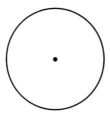

Alles ist Eins; nichts kann sich Außerhalb des Einen befinden. Selbst nach der „Urknall-Theorie" begann alles in einem Punkt totaler Verdichtung.

Doch wie üblich verbirgt sich hinter dieser exoterischen Begründung eine tiefere, die Pythagoras bekannt gewesen sein mußte. Im Monotheismus ist Gott die Einheit, der absolute Ursprung, Alles bzw. Eins. Anderseits zeichneten sich die in seiner Welt anzutreffenden Formen und Dinge nur durch ihre schier unüberschaubare Vielfältigkeit aus; konnten somit kaum getreue Abbilder der göttlichen Ganzheit sein, sondern mußten dementsprechend die inhärente Bruchstückhaftigkeit und endliche Existenz der „sündigen" Materie bezeugen. Wollte man Gottes Wille in seiner Schöpfung erkennen, mußte man daher die hinter all der Mannigfaltigkeit versteckte Einheit auffinden, das ewig eine Urprinzip, das sich in und durch alle beobachtbare Formhaftigkeit andeutungsweise ausdrückte.

Proportion und Symmetrie aller Dinge ließen sich jedoch in den übersetz- und nachvollziehbaren Prinzipien von Zahl und Form fassen und somit berechnen, sie waren damit analog Ausdruck der göttlichen Ordnung. Durch regelmäßige Wiederholung geometrischer Formen verknüpfen sich Zahl und Gestalt aufs innigste, grundlegende Zusammenhänge, Muster eines übergeordneten Plans, unfehlbar, ewig und allgegenwärtig, offenbaren sich dem wissenden

Sucher. Damit war die Geometrie erwiesenermaßen die Matrix der Schöpfung, sie ist und bleibt heilig.

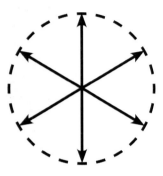

Die Projektion des Geistes in alle sechs Richtungen

Echnaton, dessen Regierungszeit (um 1351 bis 1334 v. Chr.) in die 18. Dynastie des Neuen Reiches fiel, war der erste Pharao, der es wagte, den Monotheismus per Gesetz gegen die gesamte privilegierte Priesterkaste mit ihren vielen Idolen durchzusetzen und sie so gegen sich aufzubringen. Seine von ihm handverlesenen Hohepriester lehrten in der eigens dazu gegründeten neuen Hauptstadt Theben (heute Amarna), wie der Weg der Schöpferkraft beim Übergang aus dem reinen Geist in die Materie verlief.[176]

Wenn der Geist sich durch die „Große Leere", das absolute Nichts, bewegen wollte, konnte er dies nur in Relation zu etwas anderem tun. Wie sollte er seine Bewegungen in einer gähnenden Leere koordinieren, wenn er nicht wußte, wo er sich gerade befand? Also projizierte er ähnlich einem Blinden, der sich in einer ihm unvertrauten Umgebung orientieren möchte, einen gedanklichen Bewußtseinsstrahl ins ihn umgebende Nichts, zuerst einen nach vorne und nach hinten, anschließend einen nach links, nach rechts und dann auch noch nach oben und unten. Durch diese sechs Richtungen wurde der Raum gleichmäßig definiert. Wir kennen das aus der Schulgeometrie als die x-, y- und z-Achsen. Danach wurden die Endpunkte dieser geschaffenen Linien miteinander gedanklich verknüpft, und es entstanden jetzt ein Rechteck aus zwei Quadraten, dann eine Pyramide und zum Schluß ein Oktaeder.

Jetzt endlich war Bewegung möglich, da Raum und Umfang innerhalb der „Großen Leere" existierten. Doch waren alle geschaffenen Linien und die sich daraus ergebenen Formen imaginär, also lediglich gedanklich existierend, sie bestanden aus reinem Bewußtsein. Aus diesem Grunde bezeichnen die Hindus die „Wirklichkeit" auch als „Maya", als Illusion, als einen Traum Gottes.

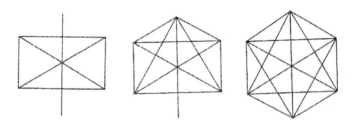

In der heiligen Geometrie gelten gerade Linien als männlich, gekrümmte stets als weiblich. Als jetzt der Geist längs dieser Achsen zu rotieren begann, brachte er ein kugelförmiges Erfahrungsfeld seiner selbst hervor. Hierauf haben wir übrigens einen Verweis aus der Genesis, laut der der „Geist Gottes (in Kugelgestalt) auf dem Wasser schwebte".[177] Auch fällt auf, daß Gott bekanntlich zuerst den Mann und dann die Frau erschuf, was im Licht unserer Untersuchung Sinn macht.

Aufgrund seiner bisherigen Erfahrungen mit den Anfängen der Schöpfung begab sich der Geist jetzt an eine beliebige Stelle des Kugelrandes, denn inner- und außerhalb von ihr gab es „Nichts", lediglich ihre Oberfläche existierte, und projizierte sich erneut in die unbekannte Leere hinaus.

Dabei mußten sich die beiden jetzt geschaffenen Kugeln wie zwei aneinanderklebende Seifenblasen mittig überlappen, denn Gott befindet sich stets im Zentrum seiner Schöpfung, er ist niemals von ihr getrennt. Dieser abgedeckte Erfahrungsbereich ähnelt der Form einer Fischblase (lat.: vesica piscis) und enthält die metaphysische Struktur des Lichts.

Das alles geschah am ersten Schöpfungstag, an dem das Licht in Form des elektromagnetischen Spektrums durch das Auge, ebenfalls eine Fischblasenform, in die Materie trat.

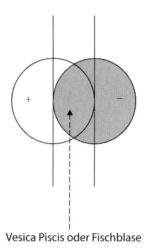

Vesica Piscis oder Fischblase

1. Schöpfungstag

Als nur eine Kugel existierte, befand sich alles in perfekter Harmonie, zwischen der wahrgenommenen Welt und dem Bewußtsein der Leere herrschte uneingeschränkte Übereinstimmung, eine ereignislose Balance.

Nach der Erschaffung der Zweiten war es damit dahin, denn da-

Die Matrix der Schöpfung

durch, daß sie sich gegenseitig ausbalancieren mußten, entstand im Bereich der gemeinsamen Überlappung eine permanente Spannung, die zu ihrer Auflösung die Überführung in eine höhere Ordnung verlangte. Also dehnte sich das Bewußtsein erneut vom Mittelpunkt seiner bisherigen Schöpfung aus, der dritte Tag der Schöpfung war vorbei. Leider war die Harmonie damit noch nicht wieder vollends hergestellt, dafür brauchte es noch drei weitere Projektionen in die unendliche Leere. Erst am sechsten Schöpfungstag war der ideale Zustand wieder erreicht, von dem aus alles begonnen hatte, Gott konnte also am siebten Tage pausieren und sein Werk betrachten.

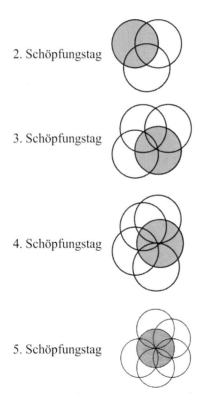

2. Schöpfungstag

3. Schöpfungstag

4. Schöpfungstag

5. Schöpfungstag

6. Schöpfungstag
("Die Blume des Lebens")

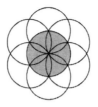

Einmal in Bewegung gebracht rotiert das Leben weiter, und so kommen wir anschließend zur „Frucht des Lebens" und gleich danach zur vollendeten „Blume des Lebens", einer Darstellung, die sich überall auf der Welt wiederfindet. Sie galt ursprünglich als so heilig, daß sie gewöhnlich nur auf 19 ineinander verschlungene Kreise reduziert dargestellt wurde, die von zwei größeren konzentrischen Ringen umschlossen werden. Dadurch wurde die ihr innwohnende „Frucht des Lebens" vor dem ahnungslosen Betrachter geheimgehalten; sie zeigt sich erst dann als ein Muster aus 13 Kreisen, wenn man die unvollständigen Kreise am Rande der Blume vervollständigt und die gesamte Matrix dreht.

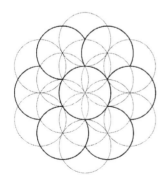

Die sieben Kreise der „Blume des Lebens"

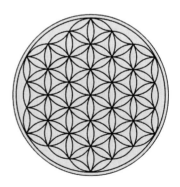

Die normale „Blume des Lebens"

Die Matrix der Schöpfung

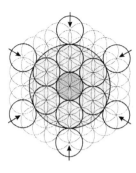

Die „Frucht des Lebens"

Die „Blume des Lebens" läßt sich aber auch anders darstellen, dann befinden sich in einem größeren Kreis insgesamt sieben gleichgroße Kreise. Um zur „Frucht des Lebens" zu kommen, wird mit dem halben Radius des zentralen Kreises in ihm ein neuer gezogen, dann werden auf den drei Kreisachsen neue Kreise mit dem halben Radius aufgezogen. Jetzt zeigt sich, daß die „Frucht des Lebens" in der „Blume des Lebens" proportional mitenthalten ist. Werden die 13 Kreise wiederum mit 13 weiteren Kreisen verbunden, so erhält man die mit sich selbst verbundene „Frucht des Lebens".

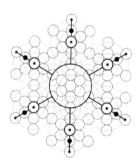

Die „Frucht des Lebens" mit sich selbst verbunden.

Wenn das bisher Gesagte bisher stimmt, muß die Heilige Geometrie allgegenwärtig sein, also auch im Mikrokosmos, denn „wie oben, so unten und wie außen, so innen". Und in der Tat bestehen selbst wir aus geometrischen Prinzipien, denn wir alle beginnen unsere Existenz in einer hohlen Kugel, der Eizelle.[178]

Wenn eines von den vielen Spermien endlich diese größte Zelle des menschlichen Körpers erreicht und mit ihr verschmilzt, fällt seine zur Fortbewegung benötigte Geißel ab. Der übrig gebliebene Kopf, männlicher Vorkern genannt, und sein weibliches Pendant sind gleich groß und bilden bei ihrer beider Verschmelzung das bekannte geometrische Muster einer „Fischblase". Der Kreis (oder dreidimensional die Kugel), Symbol der schöpferischen Einheit, verbindet sich entsprechend der hermetischen Lehre mit einem anderen Kreis entgegengesetzter Polarität, um neues Leben zu erschaffen. Nun beginnt die Mitose, der Vorgang der Teilung der befruchteten Eizelle (Zygote), die insgesamt 46 Chromosomensätze enthält.[179]

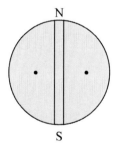

Das weibliche (-) und das männliche Prinzip (+) verschmelzen mit einander, um ein neues Drittes zu erschaffen.

Die beiden polaren Teilchen, die Zentriolen, kurze Röhrchen aus zelleigenen Proteinen, wandern nun ans andere Ende der Zelle, wo sie die beiden Zellpole erschaffen. In der Zwischenzeit bilden sich die mikrotubulären Brücken des so genannten Spindelfaserapparates aus. Während sich die Membran des Zellkerns langsam auflöst, verdoppeln sich die Chromosomen in zwei identische, im Mikroskop sichtbare Stränge, die Chromatiden, um sich anschließend in der Mitte der Zelle („Äquatorialebene") zwischen den beiden Zentriolen anzuordnen.

Nun werden die Spindelfasern aktiv. Sie ziehen je eines der beiden gleichen Chromosomen in entgegengesetzter Richtung auseinander, so daß sich schließlich je ein vollständiger Chromosomensatz an den beiden Zellpolen befindet. Abschließend wird zwischen den Polen eine neue Zellwand ausgebildet, und die Zelle teilt sich endgültig. Nun sind durch den geschilderten Prozeß aus der ursprünglichen Ausgangszelle zwei Tochterzellen mit jeweils identischem Chromosomensatz entstanden.

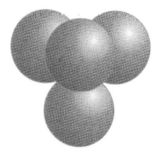

Die ersten vier Zellen formen einen Tetraeder

Die nächste Teilung der Zygote verdoppelt unser Paar auf insgesamt vier Zellen, jetzt die in ihrer Anordnung dem einfachsten aller fünf platonischen Körper, dem Tetraeder, in einem Kreis ähneln. Beim nächsten Teilungsschritt erhalten wir acht völlig identische Zellen und zwei sich gegenseitig durchdringende Tetraeder, eine Form, die man in der Heiligen Geometrie als „Stern-Tetraeder" bezeichnet. Eine zweidimensionale Darstellung dieses Körpers kennt jeder, sie ist als Davidstern bekannt und sieht so aus: ✡.

Hier, im Basischakra unterhalb des Steißbeins, liegt die Quelle aller Energiegitter und -systeme unseres Körpers, denn diese acht Zellen, der Sitz der Kundalinienergie, werden im Laufe unseres Lebens niemals erneuert. Die nächste Rotation der Energie erzeugt den Umriß beziehungsweise die korrekte Kreisanzahl (7) der „Blume des Lebens", bevor wir anschließend zu einer Form gelangen, die wir bereits als „Frucht des Lebens" kennengelernt haben. Von hier aus kann man noch um einiges weitergehen, es gäbe noch viel dazu zu sagen, aber ich denke, ich habe im Rahmen des Themas zeigen können, daß die heilige Geometrie in der Tat die Matrix der Schöpfung, also schöpferischer Ausdruck des Einen, des großen Ganzen, ist.

Beam me up: ungesunden Strahlungen ein Schnippchen schlagen

„Einige neue Erfindungen werden in den neunziger Jahren auftreten – alternative Erfindungen, die nie Patente erhalten werden, um auf dem Markt verkauft zu werden. Es wird Technologien geben, die der Frequenzkontrolle stark entgegen wirken können: Diese Technologien können die Qualität eurer Luft und eures Wassers verändern, und sie können euer Heim abschirmen und energetisch versiegeln, so daß ihr ein geschlossenes System seid und euch nichts mehr von außen bombardieren kann. Es gibt Technologien, die großartige Dinge tun können."

Barbara Marciniak, Autorin, Medium[180]

Ich denke, nachdem wir die Heilige Geometrie kurz besprochen haben dürfte klar sein, daß es sich um auch heute noch anwendbare philosophische Erkenntnisse handelt, die einen großen Nutzen für uns haben können. Nicht nur, daß wir damit eine sanfte „Technologie" aufbauen können, die mit anstatt gegen die Natur arbeitet, hat sie weder Nebenwirkungen noch läßt sie jemals effektiv nach. Deshalb habe ich mich sehr gefreut, als ich auf einer Messe endlich Geräte entdeckte, die im feinstofflichen Bereich qualitativ hervorragend funktionieren, ohne gleichzeitig unbezahlbar zu sein.

Da ich außerdem nichts gegen eine zusätzliche, „wissenschaftliche Beweisführung" ihrer Funktionalität einzuwenden habe, überzeugte mich ganz besonders, daß die Firma Weber-Bio-Energie-Systeme weder Mühen noch Kosten scheut, ihre Produkte von spezialisierten Instituten immer wieder überprüfen zu lassen. Als mögliche Nachweismethoden der angesprochenen Wirkung eignen sich eine Menge durchaus allgemein bekannter Methoden, so zum Beispiel

- die Bio-Resonanz-Messung,
- die Einhandrutentestung
- die Kinesiologie
- der Biofeld-Test
- die Kirlian- und Aurafotografie (Hochfrequenzfotografie)
- das Diagnose-Computersystem Prognos aus der russischen Weltraumforschung und
- die Dunkelfeld-Mikroskopie nach Enderlein
- sowie die Kristallanalyse vom Hagalis-Institut, einem spagyrischen Test, der jederzeit reproduzierbar ist.

Gerade die „Isis-Beamer" gefallen mir aus der Produktpalette besonders gut, denn sie sind vielseitig, jederzeit und überall, selbst im Auto, einsetzbar. Im Grunde kann man sie den ganzen Tag an einem Lederbändchen um den Hals mit sich herumtragen oder im hübschen Holzständer auf elektrische Geräte stellen. Mit ihnen lassen sich elektromagnetische und geopathogene Strahlungsfelder, also alles das, was wir bereits weiter oben besprochen haben, leicht harmonisieren. Sie nehmen im Gegensatz zu vielen anderen angebotenen Gerätschaften auch keine Fremdenergien an; und können meiner Erfahrung nach von daher das menschliche Energiefeld leicht wieder aufbauen, indem sie so eine Art Schutzring um die Aura des Körpers legen. Viele Menschen bestätigen dem Hersteller immer wieder (auch schriftlich), daß der gewährte Schutz nicht länger durch die auf das menschliche Energiefeld treffenden elektromagnetischen Strahlungen etc. durchbrochen wird.

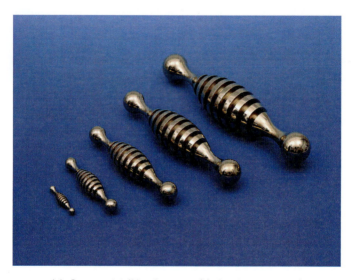

Isis-Beamer 1:1 (Messing vergoldet), 1:2, 1:3, 1:4 und 1:5 (Messing poliert)

Manche Sensitive können regelrecht sehen, daß der aufgebaute Schutzkreis zu flimmern beginnt, wenn die disharmonischen Strahlungsfelder absorbiert werden. Vergißt man allerdings seinen Beamer zu tragen, so können die pathogenen Strahlen in das Energiefeld des Menschen erneut problemlos eindringen.[181]

Die Matrix der Schöpfung

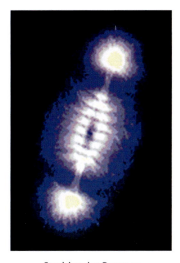

Strahlender Beamer
Hochfrequenzaufnahme (Kirlian-Fotografie) der Energieabstrahlung
eines 1:1-Beamers.

Wenn der Beamer hingelegt wird, sollte dies in der Nord-Südrichtung geschehen, denn liegt er West-Ost ist er „ausgeschaltet". Man kann auch zusätzlich positive Informationen wie zum Beispiel die von Bachblüten, Edelsteinen oder Homöopathika auf das ganze Haus übertragen. Dazu stellt man sie direkt auf ihn. Natürlich steht dabei die Größe des zu benutzenden Beamers im direkten Verhältnis zur gewünschten Reichweite. Bei Ein- bis Zweifamilienhäusern wird der 1:3 Beamer im Erdgeschoß vorzugsweise im diagonalen Schnittpunkt des Baus platziert, was auch von der chinesischen Lehre des Feng Shui als optimal eingestuft wird.

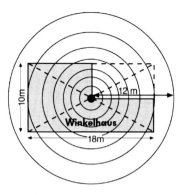

Einfamilienhaus: Mit der Reichweite und der optimalen Platzierung eines Isis-Beamers 1:3 für die Harmonisierung

Das harmonische Wirkungsprinzip eines Beamers beruht vor allem und in erster Linie auf der Formstrahlung, also auf den unglaublichen Möglichkeiten der Heiligen Geometrie. Natürlich fließen zusätzlich noch weitere Erkenntnisse und praktischen Erfahrungen aus unserer technischen Zeit mit in seine Gestaltung ein; so zum Beispiel die Vibration der 7 Rillen (Resonanz), eine abgestimmte Wellenlänge und bestimmte heilsame Frequenzen und Informationen. Diese Wellenlänge von 7,23 cm entspricht dem kosmischen Ton OM und stimmt exakt mit dem durchschnittlichen Abstand zwischen unseren Augen vom Mittelpunkt einer Pupille zur anderen überein.[182] Überdies, um nur ein paar weitere Beispiele zu nennen, ist das der durchschnittliche Abstand von der Kinn- bis zur Nasenspitze sowie die Strecke zwischen Zeigefinger und kleinem Finger, aber auch die Distanz zwischen unserem 12er Chakrensystem.[183] Dieses spirituelle Maß ist ebenfalls auf verschiedene Art und Weise an unterschiedlichen Stellen unseres Körpers anzutreffen, weil wir innerhalb dieses ganz bestimmten Universums in Erscheinung getreten sind und eben dieses Universum in uns eingebettet ist.

Die Matrix der Schöpfung

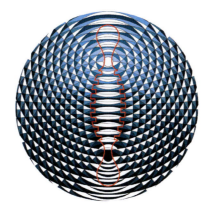

Graphische Darstellung des Energiefeldes der Weber-Isis-Beamer.
Die Isis-Beamer können alle negativ wirkenden Impulswellen
überlagern und sie für Mensch, Tier und Pflanze selbst
in großem Radius harmonisieren.

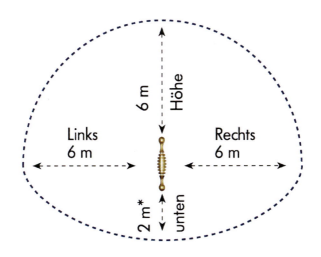

Energiefeld eines Isis-Beamers 1:2, je größer die Isis-Beamer sind,
desto größer wird ihre Reichweite

Jedes Objekt in ihm produziert einen ganz spezifischen bauartlich bedingten Ton. Den des Beamers kann man selbst erzeugen, indem man ihn waagerecht auf einen Holztisch legt und ihn mit einem Metallgegenstand an seinem Kugelende leicht anschlägt. Sofort beginnt er zu schwingen und erzeugt dabei einen hohen Ton, der ähnlich einer Stimmgabel eine Zeit lang anhält. Mit zunehmender Größe der Beamer verändert sich dieser Ton hin zu tieferen und länger anhaltenden Klängen. Wenn man den Durchschnitt aller Töne in diesem Universum nimmt so erhält man wiederum eine Wellenlänge von 7,23 cm, den Klang des OM, des schöpferischen Prinzips. Dadurch können Beamer auf biologische Systeme eine konstruktive Wirkung haben.

Eine Bestätigung dafür konnte durch eine Testreihe von im Blut nachweisbaren Strahlenbelastungen gefunden werden. Solchen Herausforderungen, die zudem nicht gerade billig sind, stellen sich viele Hersteller feinstofflicher Gerätschaften üblicherweise erst gar nicht. Im Anhang finden Sie nähere Einzelheiten dazu. Übrigens wurde diese universale Wellenlänge zufällig in den Labors der Firma Bell entdeckt, als man dort zum ersten Mal ein Mikrowellengerät baute. Man stieß stets auf heftige Reibungselektrizität, wenn man den Ein-Schalter betätigte, weil die Bell Labs als auszusendende Frequenz für ihre Anlage eine Wellenlänge wählte, die nur wenig länger als sieben Zentimeter war. Man versuchte lange Zeit die Statikprobleme zu eruieren, probierte einfach alles aus, was den Leuten dort einfiel. Zuerst dachten sie, sie käme aus dem Erdinneren. Schließlich fanden sie die genaue Länge von 7,23 cm, nur um jetzt festzustellen: „Oh, sie kommt von überall!"

Um die unerwünschte Statik loszuwerden, taten sie etwas, worunter die Menschheit als auch Gäa noch heute leiden: Die Techniker erhöhten die zugeführte Energie so lange, bis sie 50.000 mal mehr betrug als sie normalerweise benötigt hätten, um ein sehr kraft- und unheilvolles Feld zu erzeugen, das die heilige Frequenz nicht länger stören konnte.

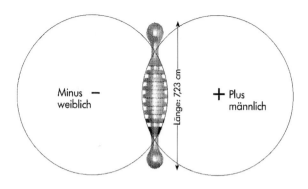

Beamer in Vesica

Die Isis-Beamer machen es natürlich genau umgekehrt, indem sie sich diese Wellenlänge, die von überall aus dem Universum zu uns kommt, zunutze machen. Ihre Länge ist dementsprechend 7,23 cm (1:1) oder, um die Wirkung zu potenzieren, ein Vielfaches davon (1:2, 1:3, 1:4). Dadurch erzeugen sie ein höheres energetisches Frequenzspektrum und auch einen größeren Strahlungsradius. Die Potenzierung entsteht durch die geometrische Formstrahlung der Vesica Piscis und der Vibration der 7 Ringe, die Kugelenden an beiden Seiten können die Entpolarisierung des Geräts ermöglichen. Dadurch kann harmonisierende Nullfeldenergie erzeugt werden, die mir in der Gewöhnungsphase anfänglich den wohlverdienten Schlaf raubte.

Es ist halt schon ein großer Unterschied, wenn plötzlich all die negativ wirkenden Impulswellen und Strahlungen fehlen. Noch ein kleiner, aber feiner Tip zum Abschluß: Das Tragen eines Beamers kann einen Ausgleich der Gehirnhälften ermöglichen, wodurch sich die innere Wahrnehmung und Konzentration deutlich verbessern können, ein Effekt, den gerade geistig hart arbeitende Menschen wie der Autor sehr zu schätzen wissen.[184] Gegen unerwünschte Einstrahlung von außen hilft eben nur persönliche Ausstrahlung.

Funklos glücklich!

Kontakt zum Autor

Silvio Hellemann
Teutonenstraße 42
D - 53175 Bonn

E-Mail: domizid@gmx.de
Tel.: 00-49-(0)228-372 8819
Fax: 00-49-(0)228-372 8819
Büro: 20:00 - 21:00 Uhr

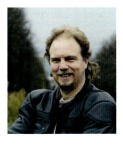

- Schlafplatzsanierungen
- Ökologische Mauerwerkstrockenlegung (mit Erfolgsgarantie)
- Grundstückuntersuchungen auf geopathogene Belastungen
- Bau-/Geobiologische Beratung
- Vorträge, Seminare, Schulungen

Silvio Hellemann
Ständig unter Strom
Erste Hilfe bei Elektrosmog

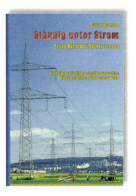

Ein Ratgeber für Elektrosensible und solche, die es garantiert nicht werden wollen.

Mit dem Schlagwort „Elektrosmog" verbinden sich häufig Ängste vor etwas Unbekanntem, das sich nicht erfassen lässt und somit bedrohlich erscheint. Hier soll das vorliegende Buch die Brücke schlagen, zum einen dem Laien die elementaren Kenntnisse vermitteln, zum anderen dem Fachmann wesentliche Zusammenhänge aufzuzeigen.

304 Seiten, Paperback, ISBN 3-937568-15-8

Weitere Bücher des Autors

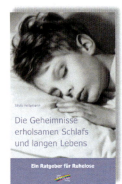

Silvio Hellemann
Die Geheimnisse erholsamen Schlafes und langen Lebens
Ein Ratgeber für Ruhelose

Laut Umfragen klagt über 50 % der Bevölkerung über Schlafstörungen, weiß sich aber zumeist nur mit Tabletten dagegen zu helfen. Das kann die Lösung auf Dauer nicht sein, denn viele Hunde sind des Hasen Tod. Was also tun? Silvio Hellemann, erfahrener Profi in Sachen Schlafplatzsanierung, nimmt sich in seinem einmaligen „Ratgeber für Ruhelose" dieser Problematik gekonnt und humorvoll an. Ohne in Fachchinesisch oder langwierige Exkurse zu verfallen, beschreibt er, welche Faktoren beachtet werden sollten, um den verdienten Schlaf endlich wieder zu finden. Natürlich wird dabei auch der allgegenwärtige Elektrosmog ausführlich und für Laien verständlich erklärt, so dass der Leser genau ins Bild gesetzt wird. Dabei erfährt er so nebenbei für ihn völlig Verblüffendes, nämlich welche zumeist unverdächtige Ursache hinter unseren Schlafproblemen steckt. Der Weg zur erfolgreichen Schlafplatzsanierung ist dabei weder lang noch gar dornig, manchmal reicht es bereits, wenn man sein Bett um ein paar Zentimeter verrückt. Um das Fachgebiet der modernen Baubiologie abzurunden, erhalten Sie hier jede Menge erprobter Tipps aus langjähriger Praxis, die Ihnen Hilfe zur Selbsthilfe bieten. Sollte dies nicht ausreichen, so helfen viele Ratschlage zur baubiologischen Untersuchung und entsprechende Adressen weiter. Kurzum: Die kurzweilige Lektüre dieses fundierten Sachbuchs wird Ihnen den Weg zum erholsamen Schlaf und damit zu mehr Lebensqualität ebnen. Werfen Sie also getrost Ihre Pillen weg, denn ohne gründliche Beseitigung der Ursachen ist weder guter Schlaf noch langes Leben zu haben.

152 Seiten, Paperback, ISBN 3-937568-19-0

Hagalis-Vergleichsstudie: Strahlungseinflüsse von Mobiltelefonen

Bildvergleich von unbelastetem Blut, Blut mit Handyeinfluss und Blut mit Handyeinfluss und Abschirmung durch den Isis-Beamer 1:1, am Körper getragen.

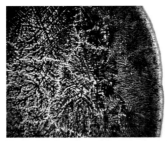

Bettina Reitz, Blut ohne Handyeinfluss (ohne elektromagnetische Strahlenbelastung) Probe vom 23.05.2001 40-fach vergrößert.

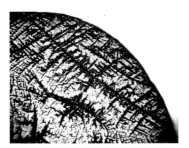

Bettina Reitz, Blut mit Handyeinfluss (Bildung von Gitterstrukturen durch elektromagnetische Strahlenbelastung) Probe vom 27.06.2001 40-fach vergrößert, täglich eine halbe Stunde telefoniert.

Hagalis-Vergleichsstudie: Strahlungseinflüsse von Mobiltelefonen

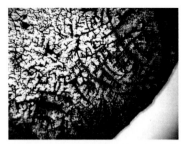

Bettina Reitz, Blut mit Handyeinfluss und Beamer 1:1, (aufgelockerte Strukturen, die Abschirmung durch den Beamer 1:1 wird sichtbar.) die Probe vom 02.08.2001 40-fach vergrößert, tägl.1/2 Std. telef.

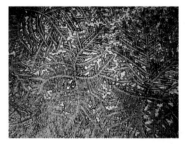

Bettina Reitz, Blut ohne Handyeinfluss, (ohne elektromagnetische Strahlungsbelastung) Probe vom 23.05.2001 100-fach vergrößert.

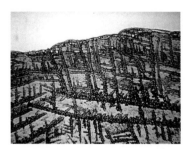

Bettina Reitz, Blut mit Handyeinfluss (Bildung von Gitterstrukturen durch elektromagnetische Strahlenbelastung) Probe vom 27.06.2001, 100-fach vergößert, täglich eine halbe Stunde telefoniert.

Hagalis-Vergleichsstudie: Strahlungseinflüsse von Mobiltelefonen

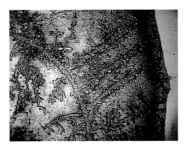

Bettina Reitz, Blut mit Handyeinfluss und Beamer, (aufgelockerte Strukturen, die Abschirmung durch den Beamer 1:1 wird sichtbar.) Probe vom 02.08.2001 100-fach vergrößert, tägl.1/2 Std. telef.

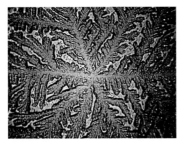

Bettina Reitz, Blut ohne Handyeinfluss, (ohne elektromagnetische .Strahlungsbelastung) Probe vom 23.05.2001 400-fach vergrößert.

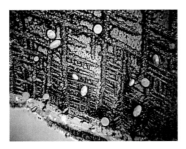

Bettina Reitz, Blut mit Handyeinfluss (Bildung von Gitterstrukturen und weißen Punkten durch elektromagnetische Strahlung) Probe vom 27.06.2001 400-fach vergrößert, täglich eine halbe Stunde telefoniert.

Hagalis-Vergleichsstudie: Strahlungseinflüsse von Mobiltelefonen

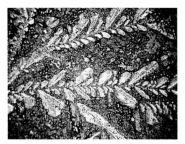

Bettina Reitz, Blut mit Handyeinfluss und Beamer 1:1, (Harmonische Strukturen werden deutlich, schädliche Wirkungen von elektromagnetischen Strahlungsbelastungen neutralisiert.) Probe vom 02.08.2001 400-fach vergrößert, tägl.1/2 Std. telefoniert.

Literatur- und Quellverweise

Autor	Titel	Verlag
Aivanhov, Omraam Mikhael	Die Kraft der Gedanken	Prosveta
Alexandersson, Olof	Lebendes Wasser	Ennsthaler
Allen, Gary	Die Insider I + II	VAP
Altmann-Brewe, Jutta	Zeitbombe Amalgam	Ehrenwirth
Amery, Carl	Die Botschaft des Jahrtausends – Von Leben, Tod und Würde	List
Anderhub/Roth	Das Geheimnis der Kornkreise	AT
Andrews/Schellenberger	Das letzte Grab Christi	Lübbe
Arnim, Hans Herbert von	Politik Macht Geld	Knaur
Arnim, Hans Herbert von	Das System	Droemer
Aschoff, Dieter	Wünschelrute und Geopathie	Mehr Wissen
Ash/Hewitt	Wissenschaft der Götter	2001
Bachmann, Robert	Natürlich gesund durch das Säure-Basen-Gleichgewicht	Trias
Baigent/Leigh	Der Tempel und die Loge	Bastei Lübbe
Baigent/Leigh	Verschlußache Jesus	Droemer Knaur
Baigent/Leigh	Als die Kirche Gott verriet	Bastei Lübbe
Baigent/Leigh	Verschlußache Magie	Droemer Knaur
Bamford, James	NSA – Die Anatomie des mächtigsten Geheimdienstes der Welt	Bertelsmann
Banis, Ulrike	Erdstrahlen & Co.	Haug
Batmanghelidj, Faridun	Wasser, die gesunde Lösung	VAK
Bauer, Martin	Die Tempelritter - Mythos und Wahrheit	Heyne
Baureithel/Bergmann	Herzloser Tod – Das Dilemma der Organspende	Klett-Cotta
Bauval/Hancock	Der Schlüssel zur Sphinx	List

Literatur- und Quellverweise

Autor	Titel	Verlag
Bearden, Thomas	Skalar-Technologie	Michaels
Becker, Robert O.	Der Funke des Lebens	Piper
Begich, Nick	Auf den Spuren einer neuen Alchemie	Omega
Bentham, Peggy	Bildschirme machen krank	Ariston
Berendt, Joachim-Ernst	Das dritte Ohr – Vom Hören der Welt	Rororo
Berendt, Joachim-Ern	Nada Brahma – Die Welt ist Klang	Rororo
Binder, Alfred	Gesund durch Rot- und Weißwein	Jopp
Bischoff, Marco	Biophotonen – Das Licht in unseren Zellen	2001
Bischoff, Marco	Tachyonen, Orgonenergie, Skalarwellen	AT
Blech, Jörg	Die Krankheitserfinder	Fischer
Blüchel, Kurt	Heilen verboten – Töten erlaubt	Bertelsmann
Boadella, David	Wilhelm Reich – Biographie	Scherz
Bourbaki, Georges	Der Sündenfall der Physik	Äther
Braden, Gregg	Das Erwachen der neuen Erde	Hans-Nietsch
Bramley, William	Die Götter von Eden	In der Tat
Brandler-Pracht, Karl	Lehrbuch zur Entwicklung der okkulten Kräfte	Rüggeberg
Braun von Gladiß, Karl-Heinz	Das biologische System Mensch	Selbstverlag
Braun von Gladiß, Karl	Salutogenesebuch	Selbstverlag
Braun von Gladiß, Karl	Elektromagnetische Belastungen durch Mobilfunktürme	Selbstverlag
Braun von Gladiß, Karl	Elektromagnetische Effekte auf das Gehirn	Selbstverlag
Brennan, Barbara Ann	Licht-Arbeit	Goldmann
Brodeur, Paul	Mikrowellen – Die verheimlichte Gefahr	Udo Pfriemer
Brown, Townsend	Forschung in Fesseln	VAP
Buchwald, Gerhard	Impfen, das Geschäft mit der Angst	Emu
Bülow, Andreas von	Die CIA und der 11. September	Piper
Bülow, Andreas von	Im Namen des Staates	Piper

Literatur- und Quellverweise

Autor	Titel	Verlag
Bürgin, Luc	Geheimakte Archäologie	Bettendorf
Burger, Guy Claude	Die Rohkosttherapie	Heyne
Burgerstein, Lothar	Handbuch Nährstoffe	Haug
Buttlar, Johannes von	Neutrino Power	Argo
Calligaris, Giuseppe	Il pensiero che guarisce, 1901	vergriffen
Calligaris, Giuseppe	Un medico e la guerra, Ferrara, 1922	vergriffen
Calligaris, Giuseppe	Le catene lineari del corpo e dello spirito, 1928	vergriffen
Calligaris, Giuseppe	Le catene lineari secondarie del corpo d dello spirito, 1930	vergriffen
Calligaris, Giuseppe	La fabbrica dei sentimenti sul corpo dell´uomo, 1932	vergriffen
Calligaris, Giuseppe	Le meraviglie dell´autoscopia, 1933	vergriffen
Calligaris, Giuseppe	Le meraviglie dell´eterscopia, 1934	vergriffen
Calligaris, Giuseppe	Telepatia e radio-onde cerebrali, 1934	vergriffen
Calligaris, Giuseppe	Telepatia e telediagnosi, 1935	vergriffen
Calligaris, Giuseppe	Le immagine del vivi e dei morti richiamati dalle loro opere,1935	vergriffen
Calligaris, Giuseppe	L´universo rappresentato sul corpo dell´uomo, 1937	vergriffen
Calligaris, Giuseppe	Il cancro, 1937	vergriffen
Calligaris, Giuseppe	Malattie infettive, 1938	vergriffen
Calligaris, Giuseppe	Le meraviglie del corpo umano, 1938	vergriffen
Calligaris, Giuseppe	Le meraviglie della Metapsichica, 1940	vergriffen
Calligaris, Giuseppe	Nuove ricerche sul cancro, 1940	vergriffen
Calligaris, Giuseppe	Malattie mentali, 1940	vergriffen
Calligaris, Giuseppe	Deliquenza malattia mentale, 1942	vergriffen
Calligaris, Giuseppe	La luna, 1942	vergriffen
Calligaris, Giuseppe	Le meraviglie della Metafisiologia, 1944	vergriffen
Carlo/Schramm	Cell phones – Invisible hazards in the wireless age	vergriffen
Carmin, E.R.	Das schwarze Reich - Geheimgesellschaften	Nikol
Cathie, Bruce	Die Harmonie des Weltraums	Michaels
Caulfield, Catherine	Das strahlende Zeitalter	C.H. Beck

Literatur- und Quellverweise

Autor	Titel	Verlag
Ceming/Werlitz	Die verbotenen Evangelien	Marix
Chargaff, Erwin	Das zweite Leben	Klett-Cotta
Charpentier, Louis	Die Geheimnisse der Kathedrale von Chartres	Knaur
Cheiro	Das Buch der Zahlen	Bauer
Cheney, Margret	Nikola Tesla – Erfinder, Magier, Prophet	Omega
Chomsky, Noam	Media Control	Europa
Coats, Callum	Naturenergien verstehen und nutzen	Omega
Cooper, Milton William	Die apokalyptischen Reiter	Michaels
Cooper, Milton William	MJ 12	Michaels
Courtois, Stephane	Schwarzbuch des Kommunismus	Piper
Dahlberg, Andreas	Der Weg zum wahren Reiki-Meister	Knaur
Daunderer, Max	Gifte im Alltag	C.H. Beck
Daunderer, Max	Handbuch der Amalgamvergiftung	Ecomed
Daunderer/ Roth	Giftliste	Ecomed
Davidson, John	Das Geheimnis des Vakuums	Omega
Day, Christopher	Bauen für die Seele	Ökobuch
DeMeo, James	Der Orgonakkumulator	2001
De Ropp, Robert	Das Meisterspiel	Kailash
Deschner, Karlheinz	Der Moloch	Heyne
Diamond, John	Der Körper lügt nicht	VAK
Dietl, Karl	Krank durch Erdstrahlen?	Goldmann
Dimde, Manfred	Die Heilkraft der Pyramiden	MVG
Discepoli di Verita	Ihr habt getötet – Der Machtkampf der Logen im Vatikan	Aufbau
Distel/Wellmann	Das Herz des Reiki	Goldmann
Dr. med. In.	Patient Nebensache	Hanser
Duesberg, Peter	AIDS	Michaels
Ebner, Michael	Elektrosmog messen	Elektra
Emoto, Masaru	Wasserkristalle	Koha
Endler, P. C.	Niederenergetische Bioinformation	Facultas Universität
Endrös, Robert	Die Strahlung der Erde und ihre Wirkung auf das Leben	Ulmer

Literatur- und Quellverweise

Autor	Titel	Verlag
Engdahl, William	Mit der Ölwaffe zur Weltmacht	Böttiger
Engelmann, Bernt	Hotel Bilderberg	Steidl
Farkas, Viktor	Schatten der Macht	Kopp
Feichtinger/Niedan	Praxis der Biochemie nach Dr. Schüssler	Haug
Ferguson, Marilyn	Die sanfte Verschwörung	Knaur
Fosar/Bludorf	Zaubergesang	Herbig
Fosar/Bludorf	Vernetzte Intelligenz – Die Natur geht Online	Omega
Fosar/Bludorf	Das Erbe von Avalon	Heyne
Fritsch, Manfred	Die totgeschwiegene Gefahr, Mikrowellen und Herzinfarkt	Selbstverlag
Fritsch, Manfred	Ein Leben unter Spannung – Krank durch Elektrizität?	Ehrenwirth
Fritze, Hartwig	Das Kraftfeld der Symbole	Omega
Fromm, Erich	Die Kunst des Liebens	Ullstein
Fromm, Erich	Die Revolution der Hoffnung – Für eine humanisierte Technik	Ro roro
Fromm, Erich	Psychoanalyse und Ethik	Ullstein
Furchert, Bruno	Krankheiten aus dem Raum	Yin-Yang
Fuchs, Richard	Das Geschäft mit dem Tode	Patmos
Gardner, Laurence	Das Vermächtnis des Heiligen Gral	Heyne
Geise, Gernot	Das keltische Nachrichtensystem	Michaels
Gilbert/Cotterell	Die Prophezeiungen der Maya	Econ
Gimpel, Jean	Die Kathedralenbauer	Deukalion
Good, Timothy	Jenseits von Top Secret	2001
Goodrick-Clarke, Nicholas	Die okkulten Wurzeln des Nationalsozialismus	Marix
Griffin, Des	Wer regiert die Welt?	Lebenskunde
Grimm, Hans Ulrich	Die Suppe lügt	Knaur
Grimm, Hans Ulrich	Aus Teufels Topf	Klett-Cotta
Hacheney, Wilfried	Wasser, ein Gast der Erde	Dingfelder
Häge, Walter	Grenzenlose Energie – Die physikalische Revolution	Logovision
Häge, Walter	Bachblüten und Edelsteintherapie	Modul

Literatur- und Quellverweise

Autor	Titel	Verlag
Häge, Walter	Ich suggeriere mich gesund!	Radionik
Häge, Walter	Die Grundsanierung des ‚Biologischen Systems Mensch'	Radionik
Hancock, Graham	Die Wächter des heiligen Siegels	Bastei Lübbe
Hartmann, Ernst	Krankheit als Standortproblem	Haug
Harnich, Günther	Die Ölziehtherapie	Turm
Hartenbach, Walter	Die Cholesterin-Lüge	Herbig
Hatcher-Childress, David	Das Buch der Antigravitation	Michaels
Hauf, Monika	Der Mythos der Templer	Albatros
Hauf, Monika	Wege zum Heiligen Gral	Langen Müller
Hauschka, Rudolf	Ernährungslehre	Klostermann
Heepen, Günther	Schüssler Salze – 12 Mineralstoffe für Ihre Gesundheit	Gräfe & Unzer
Hellemann, Silvio	Die Geheimnisse gesunden Schlafs und langen Lebens	Spirit Rainbow
Hellemann, Silvio	Ständig unter Strom – Erste Hilfe bei Elektrosmog	Spirit Rainbow
Hellemann, Silvio	Die Kunst der tödlichen Beleidigung	Selbstverlag
Herrmann, Horst	Sex & Folter in der Kirche	Orbis
Herrmann, Horst	Hirtenwort und Schäferstündchen	Orbis
Heinzerling, Jürgen	Energie aus dem Nichts	
Higa, Terua	Die wiedergewonnene Zukunft	OLV
Higa, Terua	Eine Revolution zur Rettung der Erde	OLV
Hingst, Wolfgang	Handyfieber	Promedia
Hitchens, Christopher	Die Akte Kissinger	DVA
Höting, Hans	Heilkraft des Urins	Goldmann
Höting, Hans	Lebenssaft Urin	Goldmann
Hürlimann, Gertrud	Rute und Pendel	Oesch
Hutter/Ribbe	Futter fürs Volk	Droemer
Huxley, Aldous	Die Pforten der Wahrnehmung	Piper
Jentschura/Lohkämper	Zivilisatoselos	Selbstverlag
Johannes von Jerusalem	Das Buch der Prophezeiungen	Heyne

Literatur- und Quellverweise

Autor	Titel	Verlag
Jürgens, Heinrich	Die Wünschelrute und ihr Gebrauch	Bauer
Katalyse Köln e. V.	Elektrosmog	C.F. Müller
Kehlbeck, Heinrich	Strahlungen, ein Grundphänomen des Lebens	Semmelweiß
Khan, Mansur	Die geheime Geschichte der amerikanischen Kriege	Grabert
Kirchhoff, Jochen	Räume, Dimensionen, Weltmodelle – Impulse für eine andere NW	Diederichs
Kirchner, Georg	Pendel und Wünschelrute	Ariston
Köhler, Bodo	Biophysikalische Informations-Therapie	Fischer
Köhnlechner, Manfred	Die Heilkräfte des Weins	Herbig
König, Holger	Wege zum gesunden Bauen	Ökobuch
König/Erlacher	Baubiologische Elektroinstallation	Ökobuch
König/Folkerts	Elektrischer Strom als Umweltfaktor	Pflaum
Kollbrunner, Curt	Wasserstoff – Wichtigster Energieträger der Zukunft	Leemann
Kopp, William	Auswirkungen von Mikrowellen auf den Menschen	vergriffen
Krafeld/Lanka	Impfen – Völkermord im 3. Jahrtausend	Klein-Klein
Krausz, Eduard	Das Universum funktioniert anders	Corona
Kühne, Andreas	Mikrowellen – Hinweise auf Gesundheitsgefährdungen	Selbstverlag
Lacanau/Luca	Die sündigen Päpste	Tosa
Lammer, Helmut	Verdeckte Operationen	Herbig
Lammer/Boudjada	Steinerne Rätsel	Langen Müller
Langbein, Walter-Jörg	Lexikon der biblischen Irrtümer	Langen Müller
Langbein/Ehgartner	Das Medizinkartell	Piper
Lassek, Heiko	Orgon-Therapie - Heilen mit der reinen Lebensenergie	Scherz
Lattacher, Siegbert	Viktor Schauberger	Ennsthaler
Laszlo, Ervin	Kosmische Kreativität	Insel

Literatur- und Quellverweise

Autor	Titel	Verlag
Leitgeb, Norbert	Strahlen, Wellen, Felder	DTV
Lincoln/Baigent/Leigh	Der heilige Gral und seine Erben	Orbis
Lipton, Bruce	Intelligente Zellen	Koha
Leute, Ulrich	Was ist dran am Elektrosmog?	Schlembach
Long, Max	Kahuna-Magie	Esotera
Maes, Wolfgang	Streß durch Strom und Strahlung	Gesundes Wohnen
Malin, Lisa	Die schönen Kräfte – Heilen in verschiedenen Dimensionen	2001
Manning, Jeanne	Freie Energie – Die Revolution des 21. Jahrhunderts	Omega
Manning, Jeanne	Energie – Bessere Alternativen für eine saubere Welt	Omega
Manning/Begich	Löcher im Himmel	2001
Marken, Mara	Machen Handys und ihre Sender krank?	Selbstverlag
Markides, Kyriacos	Auf dem Löwen reiten	Knaur
Markides, Kyriacos	Heimat im Licht	Knaur
Markides, Kyriacos	Feuer des Herzens	Knaur
Markides, Kyriacos	Der Magus von Strovolos	Knaur
Mau, F. P.	EM	Goldmann
May-Ropers, Christiane	Nie wieder sauer	Herbig
McTaggart, Lynne	Das Nullpunktfeld	Arkana
Merz, Blanche	Die Seele des Ortes	AT
Meyl, Konstantin	Elektromagnetische Umweltverträglichkeit 1-3	Indel
Meyl, Konstantin	Skalarwellentechnik	Indel
Miers, Horst	Lexikon des Geheimwissens	Goldmann
Mindell, Earl	Die Vitamin Bibel	Heyne
Möntmann, Hans	Achtung Arzt!	Knaur
Montignac, Michel	Ich trinke jeden Tag Wein um gesund zu bleiben	Artulen
Moss, Ralph	Fragwürdige Chemotherapie	MVS
Muldashev, Ernst	Das dritte Auge und der Ursprung der Menschheit	B&S
Mulford, Prentice	Unfug des Lebens und des Sterbens	Fischer
Neitzke, Peter	Risiko Elektrosmog?	Birkhäuser

Literatur- und Quellverweise

Autor	Titel	Verlag
Neumann, Erich	Formenenergie	Michaels
Newerla, Peter	Strahlung und Elektrosmog	Neue Erde
Paranijpe, Vasant	Homa Therapie	Selbstverlag
Paris/Köhne	Die vorletzten Geheimnisse	Euro
Pennington, George	Die Tafeln von Chartres – Die gnostische Schau des Westens	Walter
Peters, Ralph	Das Pyramiden Handbuch	Weltenhüter
Picknett/Prince	Die Jesus-Fälschung	Lübbe
Plichta, Peter	Benzin aus Sand	Selbstverlag
Pogacnik, Marko	Schule der Geomantie	Knaur
Popp, Fritz-Albert	Die Biologie des Lichts – Grundlagen der ultraschw. Zellstrahlung	Paul Parey
Popp, Fritz-Albert	Die Botschaft der Nahrung	2001
Popp, Fritz-Albert	Polarität und biologische Funktionen	Acta Medica
Preiß, Horst	Erdstrahlen	Geobionic
Prigogine, Ilya	Die Erforschung des Komplexen	Piper
Priskil, Peter	Die Karmaten	Ahriman
Raba, Peter	Göttliche Homöopathie	Andromeda
Rath, Matthias	Warum kriegen Tiere keinen Herzinfarkt?	Selbstverlag
Rauer, Harald	Das Radionik Praxishandbuch	Anima Mundi
Raum & Zeit	Special Nr. 6 – Elektrosmog	Raum und Zeit
Raum & Zeit	Special Nr. 7 - Freie Energie	Raum und Zeit
Reich, Wilhelm	alle Werke, 6 Bände	2001
Reischl, Gerald	Im Visier der Datenjäger	Ueberreuter
Reischl, Gerald	Unter Kontrolle	Ueberreuter
Reisegger, Gerhoch	Wir werden schamlos irregeführt!	Hohenrain
Rétyi, Andreas von	Die Stargate Verschwörung	Kopp
Rétyi, Andreas von	Streng Geheim – Area 51 und die schwarze Welt	Kopp

Literatur- und Quellverweise

Autor	Titel	Verlag
Rétyi, Andreas von	Skull & Bones – Amerikas geheime Macht-Elite	Kopp
Rhodes, Richard	Tödliche Mahlzeit	Hoffmann & Campe
Rippe/Madejsky/Aman/Ochsner/R.	Paracelsusmedizin	AT
Rodier, Martina	Viktor Schauberger	2001
Rohrbach, Christoph	Radiästhesie	Haug
Rohr/Ebert	Das Enneagramm	Claudius
Rollè, Dominik	Elektrosmog	AT
Rose, W. D.	Ich stehe unter Strom	Kiepenheuer & Witsch
Rothkranz, Johannes	Freimaurersignale in der Presse	Pro Fide Catholica
Rüggeberg, Dieter	Geheimpolitik I u. II	Rüggeberg
Rüsch, Hans	Die Pharma Story - Der große Schwindel	Hirthammer
Rummel, Gerhard	Bioresonanz, die große Chance	Mosaik
Schäfer, Andrea	Zum Wohl mit Rotwein	Goldmann
Schiff, Michel	Das Gedächtnis des Wassers	2001
Schlegel, Jens	Orgon – Lebensenergie der Schöpfung	Lichtquell
Schlosser, Eric	Fast Food Gesellschaft	Riemer
Schmieke, Marcus	Das Lebensfeld	Ines
Schmidt, Paul	Symphonie der Lebenskräfte	Rayonex
Schneider, Adolf und Inge	Energie aus dem All	Jupiter
Schneider, Wolf	Unsere tägliche Desinformation	Gruner & Jahr
Schuster, Georg	Geheime Gesellschaften, Verbindungen und Orden, 1905	Komet
Schwab, Günther	Der Tanz mit dem Teufel	Spontholz
Selbsthilfegruppe Mündige Bürger	Heilkunst von morgen	Selbstverlag
Senf, Bernd	Die Wiederentdeckung des Lebendigen	Omega

Literatur- und Quellverweise

Autor	Titel	Verlag
Sheldrake, Rupert	7 Experimente, die die Welt verändern könnten	Scherz
Sheldrake, Rupert	Das schöpferische Universum	Meyster
Sievers, Knut	Elektrosmog, die unsichtbare Gefahr	Heyne
Silva, José	Die Silva Mind Methode – Das Praxisbuch	Heyne
Silver, Jules	Numerologie	Ariston
Sitchin, Zecharia	Der zwölfte Planet	Lopp
Smith/Risi	Das kosmische Erbe	Govinda
Spiesberger, Karl	Der erfolgreiche Pendel-Praktiker	Bauer
Stangl, Anton	Das große Pendelbuch	Econ
Szepes, Mária	Die geheimen Lehren des Abendlandes	Orbis
Talbot, Michael	Das holographische Universum	Knaur
Tansley, David	Die Aura des Menschen	Synthesis
Tansley, David	Radionik	Synthesis
Tasch/Malunat	Strom des Lebens, Strom des Todes	Fischer
Tesla, Nikola	Seine Werke 1-6	Michaels
Thomas, Carmen	Ein ganz besonderer Saft – Urin	Piper
Thuile/Varga	Gefährliche Strahlungen	Molden
Timms, Moira	Zeiger der Apokalypse	Knaur
Toth/Nielsen	Pyramid Power – Kosmische Energie der Pyramiden	Bauer
Tompkins, Peter	Das geheime Leben der Natur	Ansata
Tompkins/Bird	Das geheime Leben der Pflanzen	Fischer
Tompkins/Bird	Die Geheimnisse der guten Erde	Omega
Treutwein, Norbert	Übersäuerung	Nordwest
Ulfkotte, Udo	Marktplatz der Diebe	Bertelsmann
Ulfkotte, Udo	So lügen Journalisten	Bertelsmann
Ulmer, G. A	Krank durch Wellen- und Elektrosmog	Selbstverlag
Varga, Andràs	Grundlagen des Elektrosmog in Bildern	Umwelt & Medizin
Vassilatos, Garry	HAARP ist mehr	Michaels
Wagner, Hans	Wein – Heilkraft der Natur	Ludwig

Literatur- und Quellverweise

Autor	Titel	Verlag
Warnke, Ulrich	Der Mensch und die 3. Kraft	Popular Akademik
Warnke, Ulrich	Gehirn-Magie	Popular Academik
Warnke, Ulrich	Risiko Wohlstandsleiden	Popular Akademik
Weber, Eckhard	Der Kornkreis Code	Argo
Weidel, Luise	Strahlungsfelder	Selbstverlag
Weis, René	Die Welt ist des Teufels – Die Geschichte der letzten Katharer	Bastei Lübbe
White Eagle	Der geistige Pfad	Aquamarin
White Eagle	Naturgeister und Engel	Aquamarin
White Eagle	Vom Leben nach dem Leben	Aquamarin
Wilber, Ken	Das Wahre, Gute, Schöne	Krüger
Wilber, Ken	Naturwissenschaft und Religion	Krüger
Wild, Hermann	Die vergessene Energie	Ancient Mail
Wild, Hermann	Technologien von gestern - Chancen für Morgen	Jupiter
Will, Reinhold	Bioresonanztherapie – Mit körpereigenen Schwingungen heilen	Jopp
Willis, John	1688 – Die Welt am Vorabend des globalen Zeitalters	Lübbe
Wisnewski, Gerhard	Operation 9/11	Knaur
Wohlfeil, Gottfried	Gesund wohnen – Gesund schlafen	Jopp
Wolf, Fred Alan	Parallele Universen	Insel
Yallop, David	Im Namen Gottes	Knaur
Zeppelin, Hans von	Erdstrahlen – Was nun?	Spirit Rainbow
Zillmer, H. J	Darwins Irrtum	Langen Müller
Zittau, Jörg	Schmerzen lindern mit Magneten	Südwest
Zychta, Harald	Organon der Ganzheit	Haug
Falls vergriffen: www.zvab.com; www.abebooks.de; amazon.de; www.buchhandel.de		

Web-Adressen

www.

akut.lu
balance-online.de
baubiologie.net
baubiologie-regional.de
biochemie-net.de
buergerwelle.de
bunkahle.de
comconacem.it
daniels-kommentare.de
datadiwan.de
deam.de
dr-schnitzler.de
deutsche-idealisten.de
deutschlandmed.de
ecolog-institut.de
elektrobiologie.com
elektrosmog.com
elektrosmog-ettlingen.de/
elektrosmognews.de
elektrosmog-opfer.org
elektrostress.de
energy-flow.de
emf.dk
emrnetwork.org
erfinder-entdecker.de
e-smog.ch/
esmog-augsburg.de
eurotinnitus.com
evert.de
ez.nl
feb.se
fortunecity.com
freace.de
funkenflug1998.de
funksignal-taucha.de
gesund.de
gesundesleben-ev.de
gesund-wohnen.ch
gigaherz.ch
hessenbiss.de

homaterapia.com
imi-online.de
impfkritik.de
interis-wis.de
izgmf.de
ives-zug.ch
jod-kritik.de
klarwasser.de
lebenswert-leben.at
maes.de
matela.iig.pl
memon.de
mensch-mobilfunk.de
mikrowellenterror.de
mobilfunk buergerforum.de
mobilfunksmog-franken.de
mobilsmog.de
m-ww.de
netdoktor.de
neuronale-muster.de
notiz.ch/wissenschaft-unzensiert
ohne-elektrosmog-wohnen.de
orgonelab.org
orgonmedizin.de
pole.com.ru
poschneider.de
qualimed.de
raum-energie-forschung.de
risiko-elektrosmog.de
shivapuri.com
stoppschild.de
strahlentelex.de
teslabel.com
tolzin.de
vkdnet.de
vitazap.de
wasser-symposium.ch
weberbio.de
wffns.org
yavivo.de

Fußnoten und Anmerkungen

1) 1767-1835
2) Gustav Schwab: "Der Tanz mit dem Teufel" (Spontholtz Verlag)
3) Hippokrates (460-377 v. Chr.); auf ihn geht u.a. der medizinische Eid zurück
4) Antibiotisch bedeutet: lebensfeindlich! (anti, lat.: gegen; ho bios, gr.: das Leben)
5) In aller Regel ist Krankheit ohnehin ein multifaktorielles Geschehen.
6) 1914-18
7) Nicht die Bäume sind also der Grund eines Blitzeinschlages, sondern die darunter befindlichen Wasseradern, vor allem, wenn es sich um Kreuzungen handelt.
8) Strahlensucher neigen sich zwar auch, aber nur, um in den Bereich der gewünschten Strahlung zu kommen! Eine Neigung zeigt also nur eine nahe terrestrische Strahlungsquelle an.
9) Die Drehrichtung hängt davon ab, ob sie auf einer mit Energie aufladenden (+) oder abladenden (–) Zone stehen.
10) Interessant ist dabei, daß es tags und nachts seine Polarität ändert und dadurch jede vorkommende Störung neutralisiert. Das rankende Gewächs ist also kein Schmarotzer, wie viele denken, sondern ein Helfer, der mit dem Baum in Symbiose lebt. Wenn man sich daraufhin die bewachsenen Bäume genauer ansieht, wird man feststellen, daß sie im Gegensatz zu den Bäumen ohne Efeu in der näheren Umgebung keine Krebsknoten haben. Aber Achtung: Häuser lassen sich nicht durch Efeu entstören, auch wenn so etwas immer mal wieder behauptet wird.
11) Prokrustes war in der griechischen Mythologie ein Straßenräuber. Den Namen "Der Strecker" hatte er erhalten, weil er seine Opfer mit Gewalt in ein Bett einpaßte. Waren sie zu groß, hackte er ihnen ihre Gliedmaßen ab, waren sie zu klein waren, streckte er sie.
12) Der Physik-Nobelpreisträger Max Planck vertrat bereits 1932 die Auffassung, die Wissenschaft müsse das Phänomen der Erdstrahlen ernsthaft prüfen.
13) 1451-1506
14) 1972 erschien ein Artikel über "Die Roche-Wassersucher" im Publikationsorgan der Fa. Hoffmann-La Roche. Darin wird bestätigt, daß von ihr angestellte Rutengänger praktisch zu 100 % Wasser fanden, was durch anschließende Bohrungen auch bestätigt wurde.
15) Strahlen-fühlige, von (lat.) radius und (gr.) aisthanomei
16) Das sind Häuser, wo durch Generationen hindurch Menschen an Krebs sterben.
17) D. Aschoff: "Der dortige Obermedizinalrat Bernhuber trug nach Einzeichnung dieser Zonen die Krebstodesfälle, soweit die Statistik reichte, in die Karte ein, und es zeigte sich, daß die Behauptung des Freiherrn von Pohl stimmte." (aus: "Kann die offizielle Wissenschaft die Theorie von der Entstehung des Krebses auf Reizzonen heute noch ablehnen?" 1973)

Fußnoten und Anmerkungen

18) zit. n. Karl Dietl: „Krank durch Erdstrahlen?": „Als Zeugen dieser Begehung wurden der erste Bürgermeister J. Brandl, Polizeikommissär Fischer und die Polizeiwachtmeister Schachtner, Christian Lechner Sen. und Georg Brandl genannt."
19) 1934 veröffentlichte Dr. Rambeau, Vorsitzender der Ärztekammer Marburg, die Ergebnisse seiner Messungen in drei Orten in der Nähe von Marburg. Sein Resultat: Alle Krebsfälle lagen auf meßbaren Reizzonen.
20) Später untersuchte von Pohl Grafenau im Bayrischen Wald (2.000 Einwohner, 14 Krebstodesfälle von 1914-30) mit demselben Ergebnis.
21) zit. n. Dr. Dieter Aschoff: „Krebsentstehung durch geologische Reizzonen" (1976)
22) Über Wasseradern, verstärkt im Bereich von Kreuzungen, zeigen sich auch technisch meßbare Veränderungen, u. a.:
    - des natürlichen Erdmagnetfeldes
    - der Luftleitfähigkeit
    - des elektrischen Bodenwiderstandes
    - der Luftionisation
    - der Infrarotstrahlung
    - der UKW-Feldstärke
    - der Blitzschlaghäufigkeit
    - der Blutsenkungsgeschwindigkeit (nach Westergreen)
23) aus: Bohrtechnik – Brunnenbau – Rohrleitungsbau; Heft 11/60: „Strahlungsmessungen über unterirdischen Quellführungen"
24) 1939 veröffentlichte der frz. Ingenieur Cody in Le Havre sein Ergebnis von ca. 10.000 Messungen in sechs Jahren mit folgenden Worten: „Über Krebsbetten ist eine senkrechte nach oben steigende, auch in den oberen Räumen nachweisbare, ionisierende Strahlung meßbar."
25) Auf Hausbooten wird man durch Wasserstrahlungen nicht krank. Flüsse strömen einfach zu gemächlich (und vor allem reibungsfrei).
26) ca. 48.000 nT (Nano Tesla) Flußdichte in unseren Breiten
27) Steter Tropfen höhlt den Stein: Beständigkeit führt schließlich zum Ziel. Die Wendung beruht auf einem Zitat bei Hiob 14, 19, wo es im Text der Vulgata heißt: „Lapides ex cavant aqua".
28) s. D. Aschoff: Der elektromagnetische Bluttest (Privatveröffentlichung 3. Auflage, 1979)
29) engl.: der Kreisel
30) Thymus- und Keimdrüsen
31) Zum Beispiel der „Sonnenkönig" Ludwig XIV (1643-1715)
32) Neuromanisches Schloß bei Füssen im Allgäu, erbaut 1869–1886 für König Ludwig II. von Bayern
33) Das 1878-1885 für König Ludwig II. erbaute Schloß auf der Herreninsel im Chiemsee.
34) Die Residenz der französischen Könige ist der Hauptbau des französischen Barocks; sie wurde unter Ludwig XIV anstelle eines 1624–1626 von Ludwigs XIII errichteten Jagdschlosses errichtet.

35) Der sächsische Dialektdichter Edwin Bormann (1851-1912) und Adolf Oberländer betitelten ihre Sammlung humoristischer Gedichte 'Ein jedes Thierchen hat sein Pläsierchen. Zoologischer Lieder-Garten'. (München 1887)
36) DGUHT, 1994
37) Wolfgang Maes: Streß durch Strom und Strahlung - 1998, S. 368
38) 1875-1951
39) Lat.: Das Wohl des Kranken bleibt oberstes Gesetz!
40) Begründer der Zellularpathologie, Verfechter der öffentlichen Hygiene
41) physikalisch Interferenzen genannt
42) Ernst Hartmann: Krankheit als Standortproblem
43) + oder − Polarisation
44) auch bei Neu- und Vollmond!
45) In N-S Richtung, in W-O Richtung wird nur jeder 4. verstärkt.
46) Mit dieser Strahlung hat sich Dr. Josef Oberbach lange beschäftigt. Er spricht vom „Pflanzen-Wachstumslaser" (PWL). Wir kommen hier in totales Expertenwissen, mit dem ich den Leser nicht zusätzlich belasten möchte.
47) oder auch von Fügung, Schicksalsfügung, Geschick, Schickung, Los, Bestimmung, Vorsehung, höhere Gewalt, die Sterne, Vorherbestimmung, Prädestination, Kismet, Fatum, Karma, Verhängnis, Fluch u.s.w.
48) 1564 verurteilte die Inquisition den Arzt Andreas Vesalius, den Begründer der neueren Anatomie, zum Tod, weil er eine Leiche zerlegt und festgestellt hatte, daß dem Mann die Rippe, aus der Eva stamme, gar nicht fehle. (s. Karlheinz Deschner: Kriminalgeschichte des Christentums)
49) Geomantie, griechisch „Erdweissagung" eine alte Form des Orakels (v.a. bei Chinesen und Arabern).
50) Der Westen symbolisiert geomantisch Macht, Handel aber auch Krieg.
51) „Cardo" ist das, worum alles sich dreht, also z. B. auch mit „Türangel" übersetzbar; daher auch der Begriff des „Kardinals", des wichtigsten Repräsentanten der kath. Kirche nach dem Papst.
52) Warum ist wohl der Altar stets im Osten einer Kirche anzutreffen?
53) aus Georg Agricola: De re metalica libri XII
54) 1194-1220
55) Der Ausdruck geht zurück auf die Pilgerfahrten zum St. Jakobus in Santiago de Compostela, Spanien.
56) Michael, einer der Erzengel, im Alten Testament (Daniel 12,1); im Neuen Testament der Bekämpfer des Teufels (Brief des Judas 9) und Anführer der himmlischen Heerscharen im Kampf gegen den endzeitlichen Drachen (Offenbarung des Johannes 12,7)
57) Der Glaube an die reale Existenz von Drachen fand seine Stütze unter anderem auch darin, daß die Bibel an mehreren Stellen vom Drachen berichtet, der weithin mit dem Teufel gleichgesetzt wird (Gen, Dan, Hiob, Offb).
58) Von Alfred Watkins anfangs des 20. Jdhs. so benannt, weil sie in England durch jede Menge Dörfer mit -ley am Namensende laufen (Waverley etc.).

Fußnoten und Anmerkungen

59) Allerdings kein sehr überzeugendes Wunder, wenn man die Kirchenväter besser kennt: „Was die Ketzer anlangt, so haben sie sich einer Sünde schuldig gemacht, die es rechtfertigt, daß sie nicht nur von der Kirche vermittels des Kirchenbannes ausgeschieden, sondern auch durch die Todesstrafe aus dieser Welt entfernt werden. Ist es doch ein viel schwereres Verbrechen, den Glauben zu verfälschen, der das Leben der Seele ist, als Geld zu fälschen, das dem weltlichen Leben dient. Wenn also Falschmünzer oder andere Übeltäter rechtmäßigerweise von weltlichen Fürsten sogleich vom Leben zum Tode befördert werden, mit wieviel größerem Recht können Ketzer unmittelbar nach ihrer Überführung wegen Ketzerei nicht nur aus der Kirchengemeinschaft ausgestoßen, sondern auch billigerweise hingerichtet werden." (Thomas von Aquin)
60) oder des chinesischen Feng Shui; in Indien heißt es Vastu etc.
61) Inquisition, eine gerichtliche Untersuchung durch kirchliche Autoritäten in Dingen der Häresie
62) Sie residierte noch heute in denselben Räumen wie Anno dunnemals in Rom.
63) eben den „Sechsten Sinn"
64) s. Herman Wild: Die vergessene Energie (S. 81 ff)
65) Dazu gehören Szintillationszähler, Ionometer, Feldmeter, Hygrometer, Geo-Magnetometer, Infrarotfotografie, UKW-Feldmeßgerät etc. Leider sind die Ergebnisse zumeist nur bedingt zuverlässig.
66) Hier haben wir ein schönes Beispiel „unwissenschaftlicher" Logik.
67) Lat.: Im Zweifelsfalle für den Angeklagten.
68) global positioning system; ursprünglich wurde das GPS von den USA für die militärische Nutzung eingeführt und z.B. im ersten Golfkrieg zur Lenkung von Raketen eingesetzt.
69) „Sich zu verstecken vor den starken, schädlichen elektromagnetischen Feldern, die mit Satelliten ausgestrahlt werden, läßt sich übrigens nicht einmal in einem Betonbunker, geschweige denn in einer ökologisch sauberen Zone! Diese militärischen Spionagesatelliten wurden eben dazu konzipiert, mit ihren Radargeräten alle Betonschächte und Verstecke, wo Gegner seine militärischen Geheimnisse verbirgt, zu durchdringen. Die Ergebnisse vieler ernstzunehmender Untersuchungen weisen eindeutig darauf hin, daß die Strahlungen von diesen Satelliten eine wichtige Rolle in der Zerstörung der Ozonschicht der Erde spielen. Und gerade diese Ozonschicht rettete doch im Laufe von Millionen Jahren unseren Planeten und jeden von uns vor tödlichen harten Extrem-Hochfrequenz-Strahlungen des Weltraums..." (Aus einem Vortrag von Dr. Jurij B. Chejfets, Moskau: „Quantentherapie, die neue Medizin")
70) Wer sich für Elektrosmog auf hohem Niveau interessiert möge mein ausführliches Sachbuch zum Thema lesen: "Ständig unter Strom – Erste Hilfe bei Elektrosmog"

Fußnoten und Anmerkungen

71) Deutlich besser wäre der Begriff "Elektrostreß", aber den kennt kaum jemand.
72) Infopedia 3.0 1998 The Learning Company, Inc.
73) Aus: Infopedia 3.0 1998 The Learning Company, Inc.
74) Zweimal vergeblich für den Medizinnobelpreis (1980) vorgeschlagen, weil er vor Gericht auf Seiten von Bürgerinitiativen gegen Elektrizitätswerkbetreiber aussagte.
75) Edison, Thomas Alva, amerikanischer Erfinder (1847-1931)
76) Dynamo, Stromerzeugungsmaschine
77) Tesla, Nikola (Nicola), Physiker (1856-1943)
78) Mark Twain, eigentlich Samuel Langhorne Clemens, amerikanischer Schriftsteller (1835-1910)
79) Es gibt auch Umkehrwetterlagen.
80) 1745-1827
81) Besser noch sind Kompaßleisten, das sind Schienen mit bis zu drei hintereinander angeordneten Kompanten.
82) Technisch betrachtet, physikalisch ist es aufgrund der Elektronenverteilung genau umgekehrt.
83) In den USA, die ihr Stromnetz anders aufgebaut haben (110V, 60 Hz), geschieht das 60-mal in jeder Sekunde.
84) Frequenz, auch Schwingungszahl, Anzahl der Schwingungen in einer Sekunde, angegeben in der Einheit Hertz (Hz) nach dem deutschen Physiker Heinrich Hertz
85) Genau besehen bricht das elektrische Feld zusammen und wird wieder neu aufgebaut.
86) Niederspannung 230 V, 50 Hz
87) bei ca. 30 KHz
88) Transformator (lat. transformare: umwandeln), ein Gerät, das eine elektrische Wechselspannung in eine höhere oder niedrigere Spannung gleicher Frequenz umformt.
89) Man schätzt, daß der Verbrauch durch Stand-by-Nutzung in der BRD die Jahresleistung von zwei Atomkraftwerken ausmacht.
90) vorzugsweise doppelpolig-abschaltbare Sammelleiste mit Schalter
91) Wenn ich einen Prüfschraubenzieher hineinstecke, leuchtet er beim „heißen Kabel" auf.
92) Prof. Dr. med. Dr. phil. Klaus Dörner, Jg. 99, Heft 38, 20. September 2002
93) entspricht 30 MHz
94) ca. 300.000 km/sec
95) 109 - 1012 Hz; (GHz)
96) Elektromagnetische Wellen werden also durch ihre Wellenlänge (Frequenz) und ihre Komponenten (E = elektrisches Feld, H = magnetisches Feld) charakterisiert. Das Produkt dieser beiden Felder ergibt ihre Leistungsdichte (W/m^2). Die Energie der Photonen, aus denen die elektromagnetische Welle letzen Endes besteht, entspricht proportional der Frequenz. D. h., daß die

Energiemenge in jedem Photon mit steigender Frequenz zunimmt. Die Energieabsorption durch HF-Felder im Gewebe wird als „spezifische Absorptionsrate" (SAR) innerhalb einer definierten Gewebemasse (W/kg) bestimmt. Die Wirkung einer elektromagnetischen Strahlung auf biologische Systeme wird also durch die Feldstärke der Photonen, die Expositionsdauer und die Qualität der Resonanz zwischen Sender und Empfänger bestimmt.

97) Der Vorteil der digitalen Darstellung und Speicherung besteht darin, daß auf diese Weise repräsentierte Informationen nicht durch mechanische oder elektrische Schwankungen verfälscht werden, wie es bei analogen Daten der Fall sein kann. Zudem lassen sich von digital gespeicherten Informationen identische Kopien anfertigen.
98) zumeist noch analog
99) zumeist noch analog
100) ausschließlich digital
101) Nicht zuletzt deshalb, weil stets auftretende Mischfrequenzen samt Oberwellen absolut nicht berücksichtigt werden.
102) „In einer Urteilsbegründung des hessischen Verwaltungsgerichtshofes vom 11.3.93 (Az.: 3/TH 768/92) wird es deutlich ausgesprochen: Grenzwerte kommen nicht nur aufgrund wissenschaftlicher Erkenntnisse zustande, sondern basieren teilweise auf handfesten wirtschaftlichen Interessen. Bezugnehmend auf die Grenzwerte der DIN VDE 0848 heißt es dort: (...) dieses technische Regelwerk habe keine absolute, quasi gesetzliche Geltung' Nach der Rechtsprechung des Bundesverwaltungsgerichtes stellen DIN-Normen auch Vereinbarungen interessierter Kreise dar, die eine bestimmte Einflußnahme auf das Marktgeschehen bezwecken. Den Anforderungen, die an die Neutralität und Unvoreingenommenheit gerichtlicher Sachverständiger zu stellen sind, genügen sie deshalb nicht." (Zit. n. Christian Thuile/Andràs Varga: Gefährliche Strahlungen)
103) So bekommt man seine Forschungsgelder üppig ans Fließen und hat immer noch ein Argumentationsschlupfloch gegen die Ergebnisse anderslautender Forschungsergebnisse.
104) s. www.gigaherz.ch
105) „Gott will es!" war das Motto der Kreuzfahrer.
106) Jede Menge wissenschaftlicher HF-Studien finden Sie bei www.hese-projekt.org und gigaherz.ch
107) gepulstes Licht
108) Lat.: Circulus viciosus
109) sogenannte Schumannfrequenz: 7,83 Hz
110) Von daher hat die Astrologie mit ihren Behauptungen über planetare Wirkungen recht, aber mir scheinen die Grundlagen ihrer Berechnungen oftmals fragwürdig, vor allem dann, wenn sie nicht auf dem Mondkalender aufbauen.
111) sichtbare elektromagnetische Strahlung mit Wellenlängen zwischen 380 und 780 nm

Fußnoten und Anmerkungen

112) Sie behandelt insbesondere die Physiologie und psychologische Wirkung der Farben.
113) s. auch „Wahlverwandschaften" (Teil II, 11. Kapitel)
114) auch ionisierende Strahlung genannt
115) den „Technics"
116) Die Wärme entsteht im Gegensatz zu konventionellen Verfahren direkt im Inneren des Garguts. Die Erzeugung der Mikrowellen erfolgt in einem Magnetron.
117) 2,45 GHz
118) Verfügungen und Mitteilungen des Ministeriums für Gesundheitswesen, Berlin, 25. Januar 1977
119) DDR Standard Landeskultur und Umweltschutz TGL 37816, gültig ab 1985
120) 26. BundesImmissionsschutzverordnung
121) Hecht, K.,umg14, 3/2001,S.222-231 Bundesamt für Post und Telekommunikation, 1993, Charite- Studie, Leitung Prof. Hecht, Charitestudie (www.fgf.de)
122) Außerdem leiern mit der Zeit die Türen aus, und die Leckrate vergrößert sich.
123) Paracelsus (1493-1541), Arzt und Alchimist: „Dosis solo facet venenum."
124) CT 1+
125) In Gebäuden macht das immerhin noch oft gute 50 m und mehr aus!
126) Der deutsche Dachverband ist die Bürgerwelle e.V. (www.bürgerwelle.de)
127) Angesichts dieser verschärften Problematik ist die laue Diskussion um öffentliche Rauchverbote reichlich aufgeblasen. Und auch hier produzierte die Tabakindustrie lange Zeit wissenschaftliche Studien, die haarklein bewiesen, daß Passivrauchen unschädlich sei.
128) Powerline Communication (PLC)
129) Gaia (griechisch: Erde), aus dem Chaos entstandene Erdgöttin
130) Das Wort Halloween geht auf „hallows' eve", dem Vorabend von Allerheiligen, zurück, und das Fest wird dementsprechend am 31. Oktober gefeiert.
131) Es war das Fest des Totengottes Samhain, der nun nach dem Sonnengott die Herrschaft übernahm. Nach keltischem Glauben wurde an diesem Abend den Seelen der im Vorjahr Verstorbenen eine kurze Rückkehr nach Hause erlaubt. Da der Sage nach an diesem Abend viele Geister, Hexen, Kobolde und Dämonen umherschweiften, bestand die Feier zum großen Teil aus Feuern, die die bösen Wesen vertreiben, und aus Opfern, die sie besänftigen sollten. Außerdem maskierte man sich ausführlich zu diesem Zweck. Des Weiteren wurde dieser Abend dazu verwendet, die Geister über die Zukunft zu befragen, insbesondere über bevorstehende Hochzeiten und Todesfälle.
132) 1499-1565, seit 1559 Papst
133) Galileo Galilei (1564-1642) wurde als Ketzer verurteilt. Um sein Leben zu retten, schwor er ab. Seine „Dialoge" werden 1633 indiziert. Erst 1822 wird es Katholiken wieder erlaubt, sie zu lesen. 1663 setzt die katholische Kirche die Werke von R. Descartes auf den Index der verbotenen Bücher, 1671 verbietet die Universität zu Paris die Lehre der kartesianischen Philosophie.

Fußnoten und Anmerkungen

134) Heute weiß man, daß es sich um einen Rotationsellipsoiden handelt, also so eine Art verbeultes Ei – innen heiß, außen kalt – das mit einer Geschwindigkeit von circa 30 km/s auf einer elliptischen Kreisbahn durch die Unendlichkeit rast. Und das alles angeblich seit dem „Urknall". Ob es davor auch schon mal gescheppert hat, ist der Wissenschaft leider nicht näher bekannt.
135) Pantheismus (Allgottlehre), religionsphilosophische Lehre, in der Gott und die Welt (die schöpferische Natur) identisch sind.
136) Konsequent zu Ende gedacht bedeutet dies, daß „Anstand" damit weniger eine Forderung seitens der Moral denn mehr angewandter Intelligenz ist: Du erntest, was du gesät hast! S. dazu den Kinofilm: "What the bleep do we know?" (Unter www.bleep.de finden Sie das ortnächste Kino, das ihn gerade zeigt.)
137) bereits 1923 in einem seiner visionären Vorträge!
138) Grenzwert Null Komma Null Null!
139) s. dazu die Biophotonenforschung von Prof. Fritz Popp
140) Ulrich Warnke: Gehirn-Magie (Popular Academic, 1998)
141) Walter Häge: Die Grundsanierung des 'Biologischen Systems Mensch' (Radionik, 2005)
142) Für letztere Erkenntnis gab es sogar schon Nobelpreise!
143) s. www.mikrowellenterror.de
144) Eisenspäne werden auf eine Glasplatte gestreut unter die ein Magnet gehalten wird. Die Späne ordnen sich in Feldlinien.
145) z.B. durch die Magnetfeldtherapie nach Wolfgang Ludwig
146) Schätzungen gehen von ca. 2-4 Mio. Menschen aus.
147) Schweden ist die einzige rühmliche Ausnahme!
148) s. Silvio Hellemann: Ständig unter Strom – Erste Hilfe bei Elektrosmog (Spirit Rainbow)
149) Die Zirbeldrüse oder Epiphyse liegt an der Hirnbasis und stellt das Hormon Melatonin her. Dieses Hormon wird vermehrt ausgeschüttet, wenn es dunkel wird.
150) In der indischen Medizin wird sie mit dem 3. Auge in Verbindung gebracht.
151) Der Österreicher Erwin Schrödinger (1887-1961) entwickelte die Überlegungen von de Broglie, denen zufolge Materie Welleneigenschaften haben kann, weiter, und gilt heute als der Begründer der Wellenmechanik. Er konnte zeigen, daß die Wellen- und die Matrizenmechanik auf der Ebene der Beobachtungen äquivalent sind.
152) s. Walter Häge: Die Grundsanierung des 'Biologischen Systems Mensch' (Radionik-Verlag) nach Albert Hesse
153) Sehr eindrücklich konnte der japanische Wissenschaftler Masaru Emoto zeigen, was für ein idealer Informationsträger Wasser (neben Blut) ist und wie flexibel es auf äußere Einflüsse reagiert. Er fand nämlich heraus, daß Wasser je nach seiner aufgeprägten Information bei minus 5° Grad Celsius jeweils andere Kristalle ausbildet. Diese wurden fotografiert und wissenschaftlich

ausgewertet. Bald zeigte sich, daß nur „gesundes" Wasser zu Kristallstrukturen fähig ist. Dann können allerdings sogar Gedanken sichtbaren Einfluß nehmen. Emoto konnte schließlich sogar beweisen, daß Wasser bei gleicher Information in verschiedenen Sprachen ähnliche Kristalle ausformt. Das bedeutet also, daß Wasser die Informationen versteht – egal in welcher Sprache! Wen wundert es da noch, daß Elektrosmog auch unser Trinkwasser beeinträchtigt? Oder daß es nach Erhitzen im Mikrowellenherd keine Kristalle mehr zeigt, sondern nur völlig verzerrte Strukturen. Und da der Mensch nun einmal aus gut 70 % Wasser besteht, haben wir jetzt endlich einen wissenschaftlich exakten Beweis, warum uns Strahlungen krankmachen können, aber auch, warum Homöopathie trotz all der „wissenschaftlichen" Unkenrufe funktioniert. Wie teuer soll uns also diese irrsinnige Dummheit Sendeantennen auf Wassertürme zu montieren, noch zu stehen kommen? Die nächste Generation wird die Antwort kennen, aber höchstwahrscheinlich nicht mögen.

154) TÜV, GS etc.
155) Dafür gibt es spezielle Tapeten, Gazestoffe, Farben etc.
156) das Vorzeichen der Potentialdifferenz zwischen zwei Punkten (s. Spannung)
157) Lageverschiebung zwischen zwei Signalen gleicher Frequenz
158) Resonanz (lat.: Widerhall), das Mitschwingen eines Körpers in der Schwingung (Grund- oder Obertonbereich) eines anderen Körpers; nachdem aufgrund dieser Zusammenhänge Brücken unter dem Gleichschritt von Soldaten zusammengebrochen sind, wird seither nicht mehr über Brücken marschiert.
159) Generell wird er heutzutage mit Lehren, Vortragen, Schreiben, Kommunikation allgemein, Wissenschaft, Theater, Verträge, Verhandlungen, Diskussionen, Handel, Werbung, Post, Witzen etc. assoziiert.
160) s. Johann W. Goethe: Faust I
161) 6,8 - Brief an die Galater
162) s. Evangelium des Lukas:„17,20 Als er aber von den Pharisäern gefragt wurde: Wann kommt das Reich Gottes?, antwortete er ihnen und sprach: Das Reich Gottes kommt nicht so, daß man's beobachten kann; 17,21 man wird auch nicht sagen: Siehe, hier ist es! oder: Da ist es! Denn siehe, das Reich Gottes ist mitten unter euch." Luther übersetzte: «Das Reich Gottes kommt nicht mit äußerlichen Gebärden... sehet, das Reich Gottes ist inwendig in euch».
163) „Die Oktave lehrt alle Heiligen glücklich zu sein."
164) lat.: Dulce est mori pro patriam! (Süß ist es, fürs Vaterland zu sterben!)
165) Max Retschlag: Die Alchimie und ihr großes Meisterwerk der Stein der Weisen (1934, Hummel)
166) Thales, Anaximander, Pherekydes und Anaximenes
167) Georg Schuster: Geheime Gesellschaften, Verbindungen und Orden; S. 188, 1905, Komet
168) im Sanskrit verbinden sich die Vokale A und U zu O
169) „Presstitution"

170) In der Geschichte finden sich berühmte Flüche, die durchaus wirksam gewesen zu scheinen, so z.B. der des letzten Großmeisters der Templer Jacques de Molay, den er gegen Papst Clemens V. und den französischen König Philippe IV. ausstieß, als er am 19. März 1314 in Paris gegenüber der Kathedrale Notre Dame auf deren Geheiß verbrannt wurde. Beide verschieden innerhalb weniger Monate.
171) Joachim-Ernst Berendt: Nada Brahma (S. 77, 1987, Rororo)
172) Bei der Erschaffung des Universums sollen laut herrschender Theorie gleich viele „Teilchen" (Materie) und „Anti-Teilchen" (Anti-Materie) entstanden sein, die sich nach einer anderen Theorie eigentlich in einem Strahlungsblitz hätten gegenseitig auslöschen müssen. Das Weltall dürfte also in der vorliegenden Gestalt gar nicht existieren; es müßte, wäre dem Schöpfer nicht ein Fehler unterlaufen, aus ewigem Licht bestehen. Man sucht den Ausweg aus diesem Dilemma in einer angeblichen physikalischen „Anomalie", der unsere Welt ihre Existenz verdankt. 1964, bei der Beobachtung seltener, sehr instabiler Partikel, zerfiel das „K-Meson" bei hoher Energiezufuhr entgegen den Erwartungen nicht exakt auf die gleiche Weise wie sein Anti-Materie-Pendant, das „Anti-K-Meson". Nur dank dieser Anomalie hoben sich angeblich Materie und Anti-Materie nach dem Urknall nicht gegenseitig auf. Für diese Entdeckung bekamen die US-Physiker James Cronin und Val Fitch 1980 den Physiknobelpreis. Dennoch vermuten Teilchenphysiker, dass ihre Entdeckung für eine profunde Erklärung der Realität nicht ausreicht, denn für den riesigen Materieüberschuß im Universum ist der beobachtete Effekt viel zu schwach. Es muß also noch eine unbekannte Kraft geben, die das Ungleichgewicht von Materie und Anti-Materie beim Urknall erklärt.
173) Der britische Astrophysiker Fred Hoyle prägte diesen Begriff 1950 um die aufgekommene Idee einer Stunde Null des Universums durch Übertreibung lächerlich zu machen.
174) englischer Staatsmann, Philosoph und Rechtslehrer, Wegbereiter des Empirismus
175) A. L. Soror.: Die magische Pforte, 1999 Bauer
176) Sie konnten also schon vor Jahrtausenden philosophisch erklären, was die moderne Teilchenphysik trotz ihrer zig Millionen an Forschungsgeldern nicht schafft.
177) Erstes Buch Mose (Genesis): 1,1 Am Anfang schuf Gott Himmel und Erde. 1,2 Und die Erde war wüst und leer, und es war finster auf der Tiefe; und der Geist Gottes schwebte auf dem Wasser.
178) Wenn man einem hartgekochten Ei das Eigelb entnimmt ist es perfekt rund.
179) Also 2x (22+1) Chromosmonenpaare; unsere Körperzellen bestehen aus je zwei Sätzen a 23 Chromosomen. 22 dieser Paare bezeichnet man als Autosomen, das 23. Paar fungiert als Geschlechtschromosomen.
180) aus: Boten des neuen Morgen,1992 Bauer

Fußnoten und Anmerkungen

181) Lebensfördernde Strahlen wie die eines Orgonstrahlers läßt er natürlich ungehindert durch.
182) Gemessen bei einhundert Personen, bei denen man den Durchschnittswert ermittelte.
183) beim 12er Chakrensystem
184) Nimmt man den Beamer aus der Aufstellvorrichtung und legt ihn auf einen Tisch und dreht ihn rechts herum, so kann er das ganze Haus schnell mit positiver Energie aufladen, dreht man ihn links herum, so kann negative Energie abgesaugt werden. Beim Drehen sieht man über dem Beamer einige goldene Ringe. Hat man zwei Isis-Beamer 1:3, kann man die Beamer nebeneinander legen, ohne daß sie sich berühren und dreht den einen links und den anderen rechts herum, so kann man ein rotierendes Nullenergiefeld zur Luftreinigung bekommen und einen Vorläufer einer freien Energiemaschine. Aber Vorsicht! Dieses Energiefeld, das sich dann aufbaut, ist dermaßen stark, daß einige Menschen mit körperlichen Irritationen darauf reagieren.

Die im Buch genannten Beamer sowie einen Katalog der Produkte erhalten Sie hier:

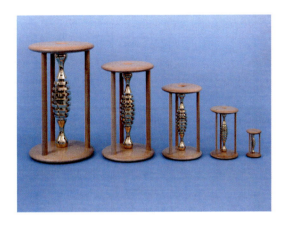

Weber-Bio-Energie-Systeme & Umwelt-Technologien
Kasseler Str. 55
D-34289 Zierenberg

Telefon: 05606-5770
Fax: 05606-5771

Email: info@weberbio.de
www.weberbio.de

Aus unserem Verlagsprogramm

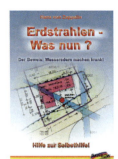

Hans von Zeppelin
Erdstrahlen - Was nun?
Wasseradern machen krank!

Unterirdische Wasseradern gefährden unsere Gesundheit. Dipl.-Ing. Hans von Zeppelin führte in seiner Heimatgemeinde eine großflächige Untersuchung durch, bei der die Zusammenhänge zwischen dem Vorkommen unterirdischer Wasseradern und dem Auftreten von Krankheiten untersucht und belegt wurden. Das Ergebnis dieser Untersuchung muss wachrütteln: „Wasseradern machen krank!" Hans von Zeppelin´s Buch versteht sich als Hilfe zur Selbsthilfe!
ISBN 3-929046-56-3, Paperback, 132 Seiten

Elias Erdmann
Blicke in eine andere Wirklichkeit
Das verborgene Wissen in der biblischen Symbolik, in den deutschen Volksmärchen und in unserer inneren Bilderwelt

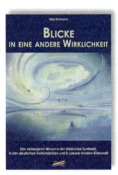

Elias Erdmann beschreibt in diesem Buch einen Weg, wie man über die Symbolsprache der Märchen und Mythen einen Zugang zum inneren Wissen finden kann. Nach einleitenden Kapiteln, die zur esoterisch-symbolischen Denkweise hinführen, folgt ein theoretischer Teil, der die wichtigsten Symbole, Motive, Strukturen und Zusammenhänge vermittelt. Anhand von esoterischen Texten, Volksmärchen und Bibelstellen wird dann im dritten Teil die Symbolsprache angewendet und erweitert. Die Symbolik der Märchen und Mythen kann uns für die Symbolsprache unserer inneren Bilderwelt sensibilisieren und auch umgekehrt. So, wie man das esoterische Wissen in den mythischen Texten erkennen kann, so kann man auch das innere Wissen erkennen, das sich in den Bildern unserer Seele offenbart – in unseren Träumen und Phantasien. Und auf ähnliche Weise kann man auch das Göttliche erkennen, das sich in der Schöpfung offenbart. Letztendlich geht es also um einen Weg, der zur Gotteserkenntnis führt.
408 Seiten, Paperback, ISBN 978-3-937568-82-9

Aus unserem Verlagsprogramm

Georg Thalmeier
Kosmische Gesetze und positives Denken
*Von den wunderbaren Möglichkeiten,
Glauben in Wissen zu verwandeln*

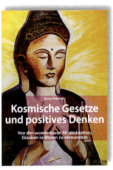

Positives Denken ist unabänderlich mit der kosmischen Energie verbunden. Diese Kraft ist es, die uns Menschen positives Denken erleichtert, und damit, meist innerhalb kürzester Zeit, unsere Wünsche und Träume Realität werden lässt. Sei es die längst gewünschte Weltreise, eine Krankheit zu besiegen, unendlich „reich" zu sein oder einen alten Familienstreit zu begraben. Alles ist möglich. ALLES. Wer aber kann heute noch tatsächlich positiv denken, wenn von den Medien nur noch Schreckliches und Grausames berichtet wird? Es scheint kaum mehr möglich zu sein. In diesem Moment halten Sie den Schlüssel in der Hand. Lesen Sie dieses Buch und Sie werden erfahren, wie Sie Glauben in Wissen verwandeln, wie Sie sich gegen Manipulation schützen, positiv denken und unter Mithilfe der kosmischen Energie Ihre Wünsche wahr werden lassen können. Zeigen Sie denjenigen, die Sie negativ beeinflussen möchten, die Rote Karte. Mit Humor, guter Laune und vor allen Dingen mit Zufriedenheit. Denken Sie positiv. Es funktioniert. Garantiert!
192 Seiten, Paperback, ISBN 3-937568-50-6

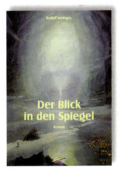

Rudolf Mentges
Der Blick in den Spiegel
Roman

Dieser Roman führt in epischer Schwere und mythologischem Tiefgang von Atlantis bis in die Gegenwart. Der Leser begleitet eine Seele auf ihrem Weg durch verschieden Epochen im Diesseits wie im Jenseits, auf die Erde und in den Kosmos, in die Unterwelten der Dämonen und die lichten Sphären von Geistwesen. Auf ihrer Suche begegnet diese Seele immer neuen Wahrheiten und Wirklichkeiten und erahnt die Grenzenlosigkeit des Erfahrbaren.
256 Seiten, Paperback, ISBN 978-3-937568-53-9

Aus unserem Verlagsprogramm

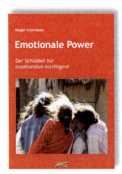

Holger Herrmann
Emotionale Power

Was gibt uns die Kraft zum Leben und was ist der Sinn jeglicher Existenz? Mit diesem Buch gelingt es dem Autor 100 Jahre nach Albert Einsteins Formel E=m·c², bisher Unerklärliches leicht verständlich zu machen und eine Brücke zu schlagen zwischen modernen wissenschaftlichen Forschungsergebnissen und traditionellen Philosophien. Auf dem Kongress „Unity in Duality" kamen 2002 in München bedeutende Persönlichkeiten zusammen, um diese Thematik mit den Teilnehmern zu diskutieren. In Kombination mit den erstaunlichen Einsichten des Autors zur Universums-Formel begründet sich aus diesem brillanten Wissensfundus ein holistisches Weltbild, wie es Capra u.a. bereits angedacht haben. Das jedem Menschen innewohnende Potential emotionaler Power ist der Motor unseres Lebens. Diese Kraft schult die Intelligenz und befähigt uns, kontinuierlich Einfluss auf ein glückliches und zufriedenes eigenes Dasein sowie das unserer Mitmenschen zu nehmen. Tenzin Gyatso, Seine Heiligkeit, der XIV. Dalai Lama: „Ich bin sehr froh und dankbar, dass durch die Initiative von Tarab Tulku Rinpoche dieses Treffen zustande gekommen ist, das einen Dialog von Wissenschaftlern mit alten östlichen Weisheiten darstellt." München, 11.10.02, Dalai Lama
120 Seiten, Paperback, ISBN 3-937568-39-5

Auf unserer Homepage finden Sie weitere Bücher unseres Verlagsprogramms sowie viele Informationen.

Spirit Rainbow Verlag • Gudrun Anders
Ferberberg 11 • 52070 Aachen
Tel 0241 - 70 14 721 • Fax 0241 - 446 566 8
Email: info@spirit-rainbow-verlag.net
www.spirit-rainbow-verlag.net